Fabian Shalom

Tratamiento de diabetes mediante xenotrasplante de islotes de Langerha

AF140966

Fabian Shalom

Tratamiento de diabetes mediante xenotrasplante de islotes de Langerha

Efecto sobre la evolución de la diabetes y el desarrollo del daño renal

Editorial Académica Española

Impressum / Aviso legal
Bibliografische Information der Deutschen Nationalbibliothek: Die Deutsche Nationalbibliothek verzeichnet diese Publikation in der Deutschen Nationalbibliografie; detaillierte bibliografische Daten sind im Internet über http://dnb.d-nb.de abrufbar.
Alle in diesem Buch genannten Marken und Produktnamen unterliegen warenzeichen-, marken- oder patentrechtlichem Schutz bzw. sind Warenzeichen oder eingetragene Warenzeichen der jeweiligen Inhaber. Die Wiedergabe von Marken, Produktnamen, Gebrauchsnamen, Handelsnamen, Warenbezeichnungen u.s.w. in diesem Werk berechtigt auch ohne besondere Kennzeichnung nicht zu der Annahme, dass solche Namen im Sinne der Warenzeichen- und Markenschutzgesetzgebung als frei zu betrachten wären und daher von jedermann benutzt werden dürften.

Información bibliográfica de la Deutsche Nationalbibliothek: La Deutsche Nationalbibliothek clasifica esta publicación en la Deutsche Nationalbibliografie; los datos bibliográficos detallados están disponibles en internet en http://dnb.d-nb.de.
Todos los nombres de marcas y nombres de productos mencionados en este libro están sujetos a la protección de marca comercial, marca registrada o patentes y son marcas comerciales o marcas comerciales registradas de sus respectivos propietarios. La reproducción en esta obra de nombres de marcas, nombres de productos, nombres comunes, nombres comerciales, descripciones de productos, etc., incluso sin una indicación particular, de ninguna manera debe interpretarse como que estos nombres pueden ser considerados sin limitaciones en materia de marcas y legislación de protección de marcas y, por lo tanto, ser utilizados por cualquier persona.

Coverbild / Imagen de portada: www.ingimage.com

Verlag / Editorial:
Editorial Académica Española
ist ein Imprint der / es una marca de
OmniScriptum GmbH & Co. KG
Heinrich-Böcking-Str. 6-8, 66121 Saarbrücken, Deutschland / Alemania
Email / Correo Electrónico: info@eae-publishing.com

Herstellung: siehe letzte Seite /
Publicado en: consulte la última página
ISBN: 978-3-659-09594-8

INTRODUCCION

Diabetes

La diabetes es una enfermedad que se caracteriza por la hiperglucemia. La glucemia es un parámetro fisiológico altamente regulado que oscila alrededor de un valor medio en respuesta a la acción de la insulina y el glucagón, entre otras hormonas. La insulina es secretada por el páncreas endocrino en función de la concentración de glucosa en sangre (Braunwald, 2005). En particular, es producida por las células β presentes en los Islotes de Langerhans.

Los signos y síntomas característicos de la diabetes son:

➢Polidipsia (aumento en la ingesta de agua)

➢Poliuria (aumento en el volumen urinario)

➢Polifagia (aumento de la ingesta de alimentos)

➢Fatiga (cansancio)

➢Pérdida de peso repentina

De acuerdo con la etiología, la Organización Mundial de la Salud la clasifica en tres tipos diabetes: tipo 1, 2 y gestacional (OMS, 2006).

Diabetes gestacional: se denomina a la patología que se caracteriza por presentar períodos de hiperglucemia que se observan durante el embarazo como producto de los cambios hormonales. Esta patología presenta diferentes grados de severidad y puede continuar luego del nacimiento del bebé (Schneiderman, 2010).

Diabetes tipo 2: está asociada al *síndrome metabólico* en el cual las células blanco de la insulina tienen una menor respuesta a esta hormona y se presenta en individuos con inactividad física y exceso de peso corporal (OMS, 2006; Shallenberger, 2006). Por

- 3 -

definición, este tipo de diabetes no es insulinodependiente y es la más común entre los pacientes diabéticos. El inicio de esta patología suele darse en adultos mayores de 40 años (Shallenberger, 2006).

Diabetes tipo 1: la destrucción de las células β pancreáticas, debida a una reacción autoinmune, conduce a una falla en la producción de insulina (Eisenbarth, 2004; OMS, 2006). El déficit de insulina genera hiperglucemia, que es causante de daño tisular, asociado principalmente a vasculopatías. La afección de los vasos pequeños (microangiopatía) provoca: i) ulceraciones en lesiones de piel con menor capacidad de resolución de heridas y vulnerabilidad a infecciones cutáneas, ii) retinopatía y disminución de la visión, neuropatía con pérdida de sensibilidad (principalmente en las extremidades) y iii) nefropatía e insuficiencia renal crónica. La diabetes tipo 1 puede afectar a personas de cualquier edad y de ambos sexos, pero por lo general aparece en niños o adultos jóvenes (Braunwald, 2005; West, 1991).

Tratamiento convencional de la diabetes tipo 1

El tratamiento para personas con diabetes tipo 1 consiste en la administración crónica de insulina por vía subcutánea (Costa Gil et al., 2008). Las vías intravenosa e intramuscular se utilizan en situaciones de emergencia como la descompensación metabólica (cetoacidosis, coma hiperosmolar), situaciones de stress y cirugía (Griffith, 2006).

La eficacia del tratamiento puede ser evaluada mediante la cuantificación de la hemoglobina glicosilada (HbA1c) ya que la interacción entre la hemoglobina y la glucosa es irreversible y proporcional a la glucemia. Dado que la vida media de la hemoglobina es de alrededor de noventa días, la medición de HbA1c sirve como método de evaluación de la glucemia en ese período (Herman and Fajans, 2010).

En pacientes diabéticos tipo 1 la escasa o nula liberación de insulina endógena postprandial es compensada en forma más o menos efectiva mediante la administración de insulina exógena con el fin de controlar los cuadros agudos de hiperglucemia, disminuyendo la morbimortalidad de la enfermedad (Costa Gil et al., 2008). Sin embargo, la imposibilidad de mantener la glucemia estable en forma crónica deviene en el deterioro progresivo de diversos órganos (Commendatore et al., 2007). Un control metabólico adecuado capaz de prevenir el daño tisular solamente puede ser efectuado por el islote pancreático o eventualmente por un control en "tiempo real" de la glucemia. Las células β del páncreas son capaces de detectar cambios en la concentración de glucosa en sangre para verter a la misma, la cantidad exacta de insulina que se requiere (Braunwald, 2005).

Medidas alternativas para el control de la glucemia

El implante de islotes pancreáticos a un paciente diabético tipo I representaría la solución ideal para lograr el control metabólico. Esto puede lograrse a partir de un trasplante de páncreas entero, o bien de los islotes pancreáticos aislados (Brunicardi and Shackleton, 1994).

Trasplante de Páncreas

El trasplante de páncreas es un procedimiento quirúrgico que consiste en extraer el páncreas sano de un donante cadavérico e implantarlo en un receptor con diabetes tipo I. Hasta el año 2002 más de 15.000 pacientes habían sido trasplantados (de Vos et al., 2002).

Las personas a quienes se les efectúa un trasplante deben tomar drogas inmunosupresoras de por vida para impedir que su sistema inmune rechace el órgano (de Vos et al., 2002).

Se han optimizado las tasas de supervivencia del tejido trasplantado, y se han mejorado significativamente las técnicas quirúrgicas y los protocolos inmunosupresores. Sin embargo, aún con las mencionadas mejoras y debido a los riesgos involucrados, los diabéticos no son sometidos a un trasplante de páncreas salvo que presenten signos de enfermedad renal grave y requieran de trasplante de riñón (Sutherland et al., 1998). En estos casos se aprovecha de la inmunosupresión que obliga el trasplante de riñón (Kalmar Nagy, Baumann et al. 2004; Lipshutz and Wilkinson 2007). Desafortunadamente muchas de las drogas utilizadas en la inmunosupresión son adversas para el funcionamiento de las células β (Buchman 2001; Clore and Thurby-Hay 2009).

Trasplante de islotes de Langerhans libres

El trasplante de islotes de Langerhans es una alternativa al trasplante de páncreas entero. El procedimiento es más simple y se puede realizar tanto en conjunto como en forma independiente al trasplante de riñón (Daveyduke et al., 2006; Federlin et al., 1992). El trasplante de islotes puede efectuarse mediante una simple punción sin necesidad de cirugía mayor y presenta la ventaja de evitar el implante del tejido acinar, productor de enzimas líticas (de Vos et al., 2002).

En el año 2000, Shapiro y col. de la Universidad de Alberta (Edmonton, Canadá) publicaron por primera vez una evaluación clínica para el trasplante de islotes de Langerhans libres provenientes de donantes cadavéricos (Shapiro et al., 2000). Realizaron el procedimiento en siete pacientes diabéticos de tipo I con inestabilidad metabólica y antecedentes de coma hipoglucémico. Entre los resultados que reportaron los autores durante el año de monitoreo destacan: i) un menor requerimiento de insulina exógena, ii) condiciones fisiológicas de hemoglobina glicosilada, iii) estabilidad metabólica y iv) ausencia de episodios de coma hipoglucémico. Finalmente, de acuerdo con los resultados del test de tolerancia a la glucosa ninguno de los individuos fue considerado como diabético según los criterios de la *"American Diabetes Association"*. El procedimiento descripto por Shapiro y col. (2000) o "Protocolo de Edmonton" fue evaluado en el año 2006 en un ensayo clínico a nivel internacional corroborando los resultados previos.

Si bien los avances en este área son alentadores, el Protocolo de Edmonton sigue requiriendo inmunosupresión de los pacientes y múltiples implantes intravenosos de islotes. Por este motivo solo es practicable y representa un beneficio con respecto a los riesgos que acarrea en diabéticos lábiles que no responden al tratamiento convencional. Las principales modificaciones de este protocolo en relación a los anteriores se basan en un régimen inmunosupresor sin el uso de corticoides (reconocidos como hiperglucemiantes) y la implantación directa de los islotes (sin cultivo previo) (Clore and Thurby-Hay 2009). Aún así la implementación de este protocolo requiere del procesamiento de 2 a 4 páncreas por paciente y en la actualidad la demanda de órganos supera la disponibilidad de donantes cadavéricos (Shapiro et al., 2000) (www.incucai.gov.ar/pacientesEnEspera.do).

Trasplante de islotes de Langerhans microencapsulados

Luego del protocolo de Edmonton, la investigación sobre el trasplante de islotes de páncreas ha sufrido un vuelco significativo. En algunos centros, los resultados son equiparables al trasplante del órgano vascularizado pero con menor morbimortalidad (Calafiore, Basta et al. 2006). Si bien este protocolo ha demostrado ser de gran ayuda a los diabéticos lábiles, para extender el procedimiento a todos los tipos de diabéticos, se requiere de la elaboración de estrategias que permitan encontrar mecanismos para evitar la

inmunosupresión.

Para eludir el rechazo inmunológico de los islotes, se ha recurrido a la técnica de

encapsulamiento con una membrana artificial, la cual permite el paso de glucosa, insulina y

productos de desecho (Figura 1 y Figura 2) (Meyer et al., 2008; Weber et al., 1995). Los

polímeros alginato-poli-l-lisina son los más utilizados para microencapsulamiento para

trasplante de células. Calafiore y colaboradores (2006), lograron mejorar el perfil

metabólico (glucemia, péptido C, hemoglobina glicosilada) en dos pacientes diabéticos

utilizando un alotrasplante de islotes microencapsulados, sin inmunosupresión.

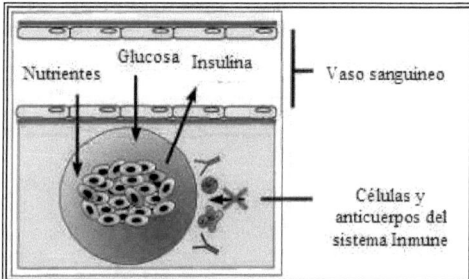

Figura 1: Diagrama de los islotes de Langerhans encapsulados en una membrana semipermeable,
mostrando las moléculas que pueden pasar a través de la misma (Traducido de de Vos et al., 2002).
Otros trabajos indican que hay anticuerpos que pueden traspasar la membrana (Kulseng, Thu et al.
1997).

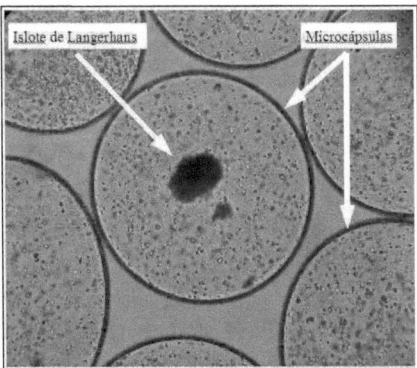

Figura 2: Fotografía de un islote encapsulado tomada bajo microscopio óptico. Las capsulas tienen un tamaño aproximado de 750nm.

Xenotrasplantes de islotes microencapsulados

El mayor inconveniente que presenta el alotrasplante de islotes pancreáticos de acuerdo al Protocolo de Edmonton es la necesidad de al menos dos donantes por cada receptor, considerando la limitada disponibilidad de donantes cadavéricos (Shapiro et al., 2000). En vista de esto actualmente se está explorando el xenotrasplante como una alternativa y se está estudiando el desarrollo *in-vitro* de células β funcionales.

Con respecto a la obtencion de celulas β *in-vitro*, el objetivo a largo plazo es obtener la estimulación correcta para la regeneración o el reemplazo de la función fisiológica de estas células (Serup, Madsen et al. 2001; Abalovich, Bacque et al. 2009). Recientemente se ha logrado la expansión de células productoras de insulina, pero las mismas no responden a la glucosa (Correa-Giannella and Raposo do Amaral 2009).

El xenotrasplante de islotes de Langerhans de cerdos ha sido probado hasta el momento en receptores diabéticos murinos y caninos (Eventov-Friedman, Tchorsh et al. 2006; Hering, Wijkstrom et al. 2006; Rogers, Chen et al. 2006; Meyer, Hocht et al. 2008;

Abalovich, Bacque et al. 2009). Utilizando islotes porcinos, Meyer y colaboradores (2008) lograron alcanzar la normoglucemia mediante trasplantes sin inmunosupresión en ocho de diez roedores con diabetes inducida por estreptozotocina. En este trabajo se logró mantener viables islotes encapsulados implantados sintetizando insulina por más de 230 días (Meyer, Hocht et al. 2008). Con trasplante de islotes porcinos desnudos y con inmunosupresión, se logró una reversión de la diabetes en primates por más de 100 días (Hering, Wijkstrom et al. 2006). Utilizando trasplante de tejido pancreático embrionario de cerdo, Eventov-Friedman y colaboradores (2006), lograron normalizar la glucemia en ratones diabéticos por un periodo de sesenta días.

Rogers y colaboradores (2006) han evaluado el xenotrasplante en modelos murinos de diabetes tipo 1 y 2. En ambos casos demostraron que el trasplante de primordios pancreáticos porcinos logra normalizar la tolerancia oral a la glucosa. Este consiste en cuantificar la glucemia tras la ingesta de una cantidad conocida de glucosa, de esta manera se puede evaluar la síntesis y la efectividad de la insulina endógena en el control de la homeostasis glucémica.

Función renal y diabetes

La nefropatía diabética se desarrolla en el 30-40% de los pacientes que padecen diabetes tipo 1 (ADA, 2004). La diabetes es una causa cada vez más importante de insuficiencia renal, y de hecho se ha convertido en la causa más común de enfermedad renal terminal (Reutens, 2008).

Los riñones cumplen diversas funciones en el organismo, entre las que podemos mencionar: i) regulación del balance hidrosalino, del equilibrio ácido-base y de la presión arterial, ii) secreción de hormonas y iii) excreción de productos del metabolismo y xenobióticos. Los riñones son órganos endocrino-excretores que están ubicados en el abdomen posterior dentro de un espacio denominado retroperitoneo, a cada lado de la columna vertebral. La observación a simple vista de un corte transversal de riñón permite diferenciar dos regiones: la médula y la corteza. La corteza está ubicada en la parte exterior, es de color pardo rojizo y se caracteriza por la presencia de los glomérulos y los túbulos. Su coloración se debe a que aproximadamente el 90% de la sangre que atraviesa el riñón irriga la corteza. La médula ubicada en la parte interna y de coloración mucho más pálida, recibe entre el 5 y el 10% de la sangre que ingresa al riñón. La médula contiene túbulos colectores rectos y los componentes tubulares rectos de los nefrones. (West 1991).

En los mamíferos la unidad funcional del riñón es el nefrón. Este está constituido por un acúmulo de capilares (glomérulos renales) envueltos por la cápsula de Bowman que se continúa en el túbulo contorneado proximal, asa de Henle, túbulo distal y colector que aboca en la papila (Figura 3). Los capilares glomerulares se disponen en forma helicoidal alrededor de un eje, correspondiente al mesangio, formado por las células mesangiales.

Debido la presión hidrostática en el capilar glomerular parte del plasma sanguíneo es forzado a penetrar en la cápsula de Bowman en un proceso conocido como *filtración*. Esta barrera es altamente permeable al agua y a los pequeños solutos (radio menor de 2,5nm), dificultándose el pasaje cuando el radio de la molécula es mayor a 4nm. Asimismo la membrana basal del glomérulo renal está cargada negativamente, lo que impide la filtración glomerular de las moléculas con carga neta negativa (West 1991).

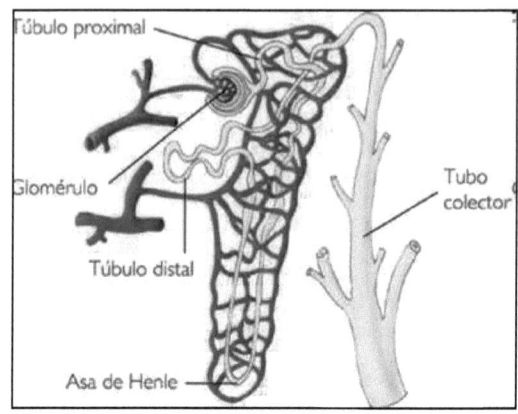

Figura 3: Esquema del nefrón renal que ilustra el glomérulo y los túbulos renales.

En condiciones normales las proteínas plasmáticas no entran en el espacio urinario. La selectividad, tanto de carga como de tamaño, impide que la albúmina, las globulinas y otras proteínas atraviesen la pared glomerular. Las proteínas de menos de 20kDa pasan a través del capilar, pero son rápidamente reabsorbidas por el túbulo proximal (Levi 2006).

Durante el pasaje dentro del túbulo renal, la mayor parte del agua y de los solutos, que entraron al túbulo por filtración, son transportados nuevamente hacia el torrente circulatorio. Luego de la reabsorción el fluido remanente, la orina, es excretada. La orina contiene agua y electrolitos, además de productos de desecho como: urea, acido úrico, creatinina y productos de degradación de distintas sustancias (Levi 2006).

La glucosa no es excretada a menos que la glucemia exceda un valor umbral, como ocurre en los pacientes diabéticos. En condiciones fisiológicas la glucosa es filtrada y luego reabsorbida por transporte activo. Por esta razón en condiciones de normoglucemia no hay glucosuria (glucosa en orina) (West 1991).

Nefropatía diabética

Desde el punto de vista fisiológico, las nefropatías se caracterizan por la pérdida de la homeostasis y el progresivo deterioro de la función renal. La signología característica durante el desarrollo de la nefropatía diabética incluye proteinuria; que se correlaciona con la patología glomerular y en menor medida con la tubular.

Alrededor del 35% de los pacientes con diabetes tipo 1 y hasta el 60% de los pacientes con diabetes tipo 2 presentan nefropatía diabética (Braunwald, 2005). Según la OMS entre un 10 y un 20% de los pacientes diabéticos mueren por insuficiencia renal (OMS, 2006). Los cambios tempranos en los glomérulos renales incluyen: i) la hipertrofia, ii) el engrosamiento de la membrana glomerular basal y iii) la extensión mesangial con la acumulación de proteínas extracelulares de la matriz (fibronectina, laminina, y colágeno I y IV, etc.) (Pulkkinen et al., 2008). La nefropatía diabética puede permanecer sin signos clínicos durante diez a quince años. Al inicio suele encontrarse hipertrofia renal y un filtrado glomerular mayor al normal.

En esta patología la membrana basal glomerular está afectada con depósito de inmunocomplejos o pérdida de podocitos lo cual permite la filtración de proteínas. Las proteínas filtradas por los glomérulos sobrepasan la capacidad de reabsorción del túbulo proximal y pueden ser detectadas en la orina (proteinuria) (Deckert et al., 1989; Deckert et al., 1988). En el diagnóstico, la cuantificación de proteínas totales en orina suele reemplazarse por la medición de la concentración de albúmina en orina (albuminuria), ya que es una de las primeras proteínas que se excretan indicando daño renal.

Entre los métodos de cuantificación de albuminuria, la medición del índice de albúmina/creatinina es el método más preciso y eficiente para su valoración. La excreción de creatinina no se ve afectada por el deterioro de la pared glomerular, y se utiliza para estandarizar los valores de albúmina medidos (Trillo, 2007). Se define como microalbuminuria cuando este parámetro tiene un valor de 30 a 300 mg/24hs (o sus equivalentes 20-200ug/min. y 30-300 mg/g de creatinina en muestras al azar). Con valores mayores a 300 mg/24hs, (200ug/min o 300 mg/g) se considera macroproteinuria (macroalbuminuria) (ADA, 2004).

Vía de señalización de Wnt

Wnt es el nombre global que recibe una familia de hormonas parácrinas compuesta por 19 genes. Wnt ejerce su acción sobre las células blanco interactuando con miembros de una familia de receptores de membrana llamados Frizzled (Fz). Las cascadas de señalización que induce Wnt se clasifican en dos tipos: la señal canónica y las señales no canónicas (Logan and Nusse 2004; DeCarolis, Wharton et al. 2008).

La vía canónica se caracteriza por la acumulación en el citoplasma y translocación al núcleo de β-catenina. Los componentes de la señal canónica de Wnt interactúan con un complejo formado por Fz, un coreceptor del tipo LRP (proteína relacionada con el receptor de LDL) y la proteína *Disheveled* (Dsh). En estas condiciones, la proteína Axina es reclutada por Dsh a la membrana plasmática inhibiendo su interacción con la proteína *Adenomatosis Poliposis Coli* (APC) y GSK3β. El desensamblaje del complejo Axina-APC-GSK3β tiene como consecuencia la fosforilación e inhibición de la GSK3β, que en condiciones basales fosforila a β-catenina y dirige su degradación proteolítica. La acumulación de β-catenina en el citoplasma promueve su interacción con los factores de transcripción TCF/lef1 (Gordon and Nusse 2006; van Amerongen, Mikels et al. 2008). Estos complejos actúan en el núcleo regulando la transcripción de genes implicados en la diferenciación y el ciclo celular (Sharpe, Lawrence et al. 2001) (Figura 3).

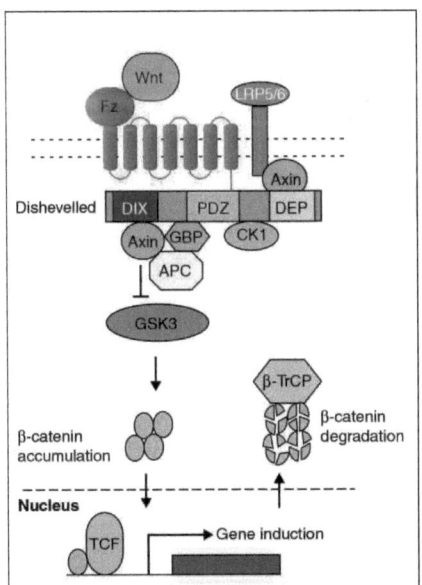

Figura 3: La vía canónica de señalización por Wnt. En las células no expuestas a una señal de Wnt la β-catenina se degrada a través de interacciones con Axin, APC, y la GSK-3. La señal de Wnt se une al receptor Fz. Estos translucen la señal a Dsh y Axin. Como consecuencia, la degradación de β-catenina es inhibida, y esta proteína se acumula en el citoplasma y núcleo. La β-catenina nuclear interactúa con TCF regulando la transcripción de determinados genes.

Las dos vías alternativas de señalización de las hormonas Wnt, independientes de β-catenina, se denominan no canónicas. Los componentes de la señal no canónica de Wnt interactúan con complejos Fz-Dsh en ausencia de LPR (Logan and Nusse 2004).

En el caso de la señal llamada Planar Cell Polarity (PCP), Dsh interactúa con la proteína Daam1 (Dishelved associated activator of morphogenesis 1) y activa dos GTPasas: Rho y Rac. Estas GTPasas participan de la activación de dos kinasas: RhoK y JNK respectivamente. La señal PCP influye positivamente en la estructura del citoesqueleto (especialmente en epitelios polarizados) y negativamente en la capacidad migratoria de las células (Komiya and Habas 2008).

Por último, la señal no canónica mediada por Ca^{2+} es transducida por la interacción de Dsh con una proteína G que induce la liberación de Ca^{2+} del retículo endoplásmico. El aumento en

- 15 -

el calcio intracelular activa proteínas sensibles al Ca^{2+} como PKC (Protein kinase C) y CamKII

(Calcium/calmodulin kinase II). CamKII activa el factor de transcripción NFAT, TAK1 (TGFβ

activated kinase) y NLK (Nemo-like kinase); estos últimos dos presentan actividad antagónica a la

de Wnt/β-catenina. Al igual que Wnt/PCP, la vía de señalización Wnt/Ca^{2+} puede regular la

estructura del citoesqueleto (microtúbulos) y la movilidad celular (Komiya and Habas 2008).

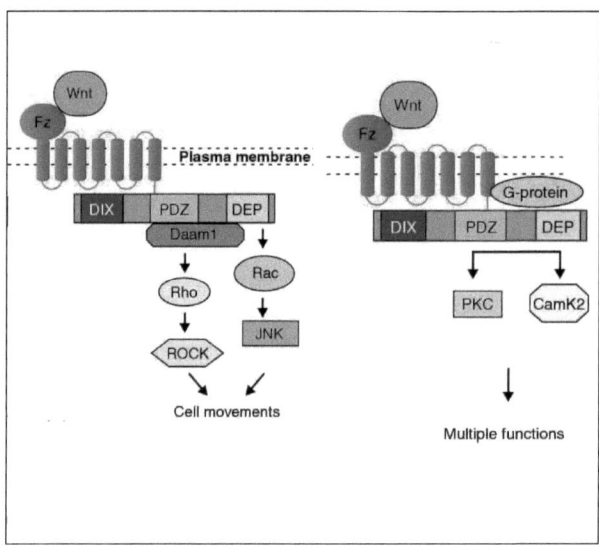

Figura 4: La vía no canónica de señalización por Wnt, la ruta "Planar Cell Polarity" (izq.) y la ruta "Wnt/Ca^{2+}". En la ruta PCP, la interacción entre Wnt y el receptor Fz activa Dsh. Dsh a través de Daam1 media la activación de Rho, que a su vez activa la Rho-kinasa (ROCK). Daam1 induce la polimerización de actina por la interaccion con profilina. Dsh también activa Rac, que a su vez activa JNK. La señalización de Rock, JNK y profilina se integran para cambios en el citoesqueleto de la célula y la polarización movilidad durante la gastrulación. En la ruta dependiente de calcio las proteínas Wnt estimulan el receptor Fz e inducen la liberación de Ca^{2+} del retículo endoplasmático, aumentando su concentración intracelular. El calcio intracelular activa proteínas sensibles al calcio como PKC y CamKII. CamKII activa diversos factores de transcripción.

La señal de Wnt en el desarrollo del riñón

La expresión de los 19 genes que conforman la familia de hormonas Wnt está altamente

regulado durante el desarrollo, tanto temporal como espacialmente. Durante la ontogenia del

riñón se ha observado la expresión de Wnt-2b, -4, -5b, -6, -7b, -9b y -11. En particular, Wnt -6, -7b, -

9b y 11 están presentes en los conductos del ureter en estadíos tempranos de la organogénesis, mientras que Wnt -2b y -4 se transcriben en las células mesenquimales del riñón (Pulkkinen, Murugan et al. 2008). Se ha postulado que las variantes de Wnt que se expresan en los conductos uretrales son señales redundantes y solo se ha identificado a Wnt-4 como indispensable en el desarrollo de la nefrona (Kispert, Vainio et al. 1998). De las variantes que se expresan en el tejido epitelial del riñón se conoce que Wnt11 participa del desarrollo de las ramificaciones del brote ureteral, mientras que la señal de Wnt9b estaría implicada en la inducción de la neurogénesis (Carroll, Park et al. 2005).

La señal de Wnt en los procesos patológicos del riñón

Las hormonas Wnt y sus receptores se expresan en el riñón adulto y participan en la regulación de los procesos de diferenciación, motilidad y ciclo celular. Se han observado alteraciones en la señal de Wnt en condiciones patológicas en las que estos procesos se encuentran desregulados. En la Tabla 1 se resumen las enfermedades renales y los componentes de la cascada de señalización de Wnt afectados (Pulkkinen, Murugan et al. 2008).

La falla renal aguda tiene una incidencia de 200 por millón de personas por año (Thadhani, Pascual et al. 1996). Las causas de la falla renal aguda es la isquemia. Debido al daño tisular que acompaña la isquemia, en la recuperación es importante la inducción de la proliferación celular asociada a la respuesta regenerativa. Terada y colaboradores (2003) observaron en un modelo murino el aumento en la expresión de Wnt4 luego de la isquemia renal. Además, demostraron la colocalización de la hormona con la aquaporina 1 en el túbulo proximal y observaron una disminución en la expresión de Wnt4 cuando el tejido era reperfundido. Los autores postularon que Wnt4 podría promover la proliferación celular a través del control transcripcional de Cyclina D1 en las células tubulares en respuesta al daño isquémico (Terada, Tanaka et al. 2003). En concordancia con esto, Price y col. (2002) observaron que el complejo β-catenina-TCF/LEF1 se acumula en el núcleo en forma transientes en respuesta a la isquémia renal subletal (Price, Reed et al. 2002).

Afecciones	Componentes afectados
Carcinoma de células renales	sFRP1 (Dahl, Wiesmann et al. 2007), Fzd5 y Fzd8 (Janssens, Andries et al. 2004), HIG2, Fzd10 b-catenina y promotor de HIG2 (Togashi, Katagiri et al. 2005), p53 y APC (Sansom, Griffiths et al. 2005), TCF (Shiina, Igawa et al. 2003)
Tumor de Wilms	β-catenina (Koesters, Ridder et al. 1999), WTX (Rivera, Kim et al. 2007), Wnt4 y WT1 (Sim, Smith et al. 2002)
Enfermedad poliquistica	TCF2 (Haumaitre, Fabre et al. 2006), APC (Qian, Knol et al. 2005), vías de señalización de Wnt y BMP (Hu, Piscione et al. 2003)
Fibrosis renal	β-catenina (Kim, Lu et al. 2002), inhibidores de Wnt (Surendran, Schiavi et al. 2005), Wnt4 (Atala, Freeman et al. 1993), Wnt4 y matrilisina (Surendran, Simon et al. 2004)
Recuperación de la isquemia	Wnt4 (Terada, Tanaka et al. 2003), b-catenina y TCF (Price, Reed et al. 2002)
Supervivencia de células mesangiales expuestas a alta glucosa	GSK-3b, Wn4 y Wnt5a (Lin, Wang et al. 2006)

Tabla 1: Componentes de la vía de señalización de las Wnt afectados en afecciones renales (Traducido de Pulkkinen, Murugan et al. 2008).

En la diabetes, la hiperfiltración es la principal causa de nefropatía. Sin embargo, la exposición constante a elevadas concentraciones de glucosa también repercute en la función celular y por ende en la función del órgano. Lin y col. (2006) expusieron un cultivo de células mesangiales a altas concentraciones de glucosa y observaron una menor tasa de proliferación y un mayor índice de apoptosis ambos efectos acompañados por una disminución en la expresión de Wnt -1, -3a, -4 y 5a. A su vez, pudieron revertir el fenotipo apoptótico por sobreexpresión de Wnt-4 o bien Wnt -5a. Por último, la sobreexpresión de estas variantes incrementó la estabilidad de β-catenina, aumentando la señal canónica de Wnt y favoreciendo la progresión del ciclo celular (Lin, Wang et al. 2006).

La señal de Wnt como regulador de la expresión de las uniones gap

Las uniones Gap son agregados de canales transmembrana que permiten el intercambio iónico y el pasaje de segundos mensajeros y otras moléculas de señalización pequeñas entre células adyacentes. A través de las uniones Gap se produce el pasaje de moléculas de peso molecular no superior a 1,2kDa por difusión pasiva. Esto incluye moléculas como Ca^{2+}, cAMP, glutatión y macromoléculas como nucleótidos, azucares, aminoácidos (Kumar and Gilula 1996; Alexander and Goldberg 2003). La comunicación intercelular por medio de las uniones Gap cumple un rol importante en el control de diversas funciones celulares incluyendo crecimiento, migración, diferenciación y acoplamiento eléctrico (Goodenough, Goliger et al. 1996).

Las uniones Gap están formadas por dos hemicanales presentes en células adyacentes denominados conexones. Ambos conexones se alinean para formar un canal intercelular entre los dos citoplasmas por medio del canal axial. Los conexones se componen de hexámeros de una familia de proteínas integrales de membrana conocidas como conexinas (Goodenough, Goliger et al. 1996).

La conexina 43 (Cx43) es la proteína cuya expresión es más ubicua de las proteínas de la familia. La misma se expresa en cardiomiocitos, queratinocitos, astrositos, células endoteliales, músculo liso entre otros (Laird 2006). La Cx43 es uno de los genes que esta regulado por proteínas Wnt a nivel transcripcional (Olson, Christian et al. 1991). En cardiomiocitos se ha probado que la proteína Wnt1, que participa en la señal de la vía canónica regula la diferenciación celular a través de las uniones Gap (van der Heyden, Rook et al. 1998; Ai, Fischer et al. 2000).

HIPOTESIS DE TRABAJO

El xenotrasplante de islotes porcinos encapsulados en ratas diabéticas por estreptozotocina favorece el control de la glucemia y logra evitar y/o ralentizar el desarrollo de la nefropatía. Proponemos además, que la hiperglucemia afecta la señal de Wnt y la expresión de Cx43 como parte del proceso que causa la afección renal.

OBJETIVOS GENERALES

⇒ Evaluar el efecto de xenotrasplante de islotes de Langerhans microencapsulados en la evolución de la diabetes y el daño renal.

⇒ Estandarizar herramientas moleculares para evaluar la expresión de genes relacionados con la vía de señalización de Wnt.

OBJETIVOS ESPECIFICOS

⊕ Reproducir el modelo de diabetes por estreptozotocina en ratas Wistar.

⊕ Establecer el patrón metabólico en ratas control, diabéticas y diabéticas trasplantadas (glucemia, cetonemia, hemoglobina glicosilada, albuminuria).

⊕ Estandarizar las condiciones de amplificación por RT-qPCR para los genes de interés.

⊕ Evaluar un protocolo de *Western Blot* para la determinación semicuantitativa de la abundancia proteica de Cx43.

MATERIALES Y METODOS

Animales

Ratas

Se utilizaron ratas Wistar macho de 3 a 5 meses de edad que fueron adquiridas en el Instituto de Ciencias Básicas y Medicina Experimental del Hospital Italiano. Los animales tuvieron libre acceso a agua y comida, y fueron mantenidos en un bioterio a una temperatura de 22 a 24°C, con un régimen de 12 horas de luz y 12 horas de oscuridad.

Cerdos

Se utilizaron cerdos de ambos sexos de raza Yorkshire de hasta 7 días de vida, adquiridos en Transnucleo S.R.L. (Rawson – Provincia de Buenos Aires). Los animales contaban con la aprobación sanitaria otorgada por el Servicio Nacional de Sanidad y Calidad Agroalimentaria (SENASA) dentro del marco del Programa de Porcinos de la Dirección de Luchas Sanitarias.

Inducción de diabetes mellitus

Se utilizó estreptozotocina (STZ), un análogo tóxico de la glucosa, para general la necrosis de las células β de los islotes de Langerhans e inducir una diabetes mellitus insulinodependiente. Esta sustancia, que ingresa a las células β pancreáticas a través del transportador de glucosa GLUT2, es uno de los productos químicos diabetogénicos más utilizados en investigación (Lenzen 2008).

La inducción de diabetes se realizó por medio de la aplicación intraperitoneal de 60 mg/kg de STZ (Szkudelski 2001; Akbarzadeh, Norouzian et al. 2007). Se disolvió la STZ (Sigma Chemical Co.®) en 0.01M de citrato de sodio a razón de 20 mg por ml de solución. Se mantuvieron las ratas en ayuno entre 4 y 6 horas con libre acceso a agua hasta la aplicación de la STZ.

Desde la inducción diabética todos los animales recibieron una dosis mínima de insulina bovina de liberación lenta (NPH Betasint® U-40) (0,1-0,3U/kg/día) para evitar la mortalidad por cetoacidosis diabética y/o coma hiperosmolar.

Xenotrasplante de islotes de Langerhans porcinos

Aislamiento de islotes de Langerhans porcinos

Los cerdos fueron anestesiados utilizando enfluorano (Inhelthran®). Se afeitó el abdomen y se limpió con hipoclorito de sodio e iodopovidona. Se sacrificaron los animales mediante punción cardíaca. Se extrajo el páncreas y se colocó en medio HBSS (Gibco®) frío suplementado (0,25% de BSA Fracción V Sigma Chemical Co.®, 10mM HEPES, 100U/ml de penicilina y 0,1 mg/ml de estreptomicina). A partir de aquí, todo el procedimiento se llevó a cabo en condiciones de esterilidad, dentro de una campana de flujo laminar según el protocolo Korbutt y colabordores con modificaciones (Korbutt, Aspeslet et al. 1996). Se trozó el páncreas en partes de 1mm y se le adicionó solución HBSS (sales equilibradas de Hank's 1,5 mg/l – Sigma-Aldrich®). Luego de un paso de centrifugación (200xg – 3' - 4°C) se descartó el sobrenadante. Se adicionó solución HBSS con colagenasa (Type IV Gibco®) y se agitó durante 20 a 30 minutos en el baño termostático a 37°C. Se tomaron sucesivas muestras para evaluar la progresión de la digestión enzimática. Se filtraron los islotes haciéndolos pasar por una malla de 500µm, se centrifugó (200g – 3' - 4°C) y se descartó el sobrenadante. Se adicionó solución de HBSS y se repitió la centrifugación dos veces más (200xg – 3' -4°C). Luego de la última centrifugación se resuspendió en medio RPMI (Gibco®) suplementado con 2 mg/l de bicarbonato de sodio, 10mM de D(+)-Glucosa, 2mM de L-Glutamina, 10mM de Nicotinamida, 50µM de IBMX (3-isobutil-1-metilxantina), 0.5% de BSA, 100 U/ml de penicilina y 0.1 mg/ml de estreptomicina (Sigma Chemical Co.®). Se centrifugó dos veces (200xg – 2' - 4°C), se resuspendió nuevamente en RPMI suplementado y se tomaron muestras para contar islotes. Los islotes fueron cultivados durante una semana en 'T flasks' a 37°C y 5% de presión parcial de CO_2. Se realizaron cambios de medio cada 48 horas y se cuantificaron los islotes.

Encapsulamiento de los islotes de Langerhans

Se centrifugó el cultivo de islotes (200xg – 3') y se descartó el sobrenadante. Se lavó cuatro veces con KRH (Krebs Ringer Hepes) sin calcio (135mM ClNa, 4.5mM ClK, 1.2mM SO_4Mg, 1.0mM PO_4H_2K y 10mM HEPES; pH 7.4) a temperatura ambiente, se centrifugó (200xg – 3') y se descartó el sobrenadante. En el último lavado se realizó un conteo de los islotes y se centrifugó (200xg – 3'). Se descartó el sobrenadante y se resuspendió el pellet en alginato de sodio (3% de alginato Pronova LVM® en KRH; pH 7.4) a temperatura ambiente. El volumen de alginato utilizado para resuspender el pellet fue calculado de manera que cada 2000 islotes hubiera 1ml de alginato. La suspensión de islotes en alginato fue colocada en el dispositivo microencapsulador a una velocidad de 0.5% impulsada por una bomba peristáltica (Watson Marlow - PumpPro®) (Figura 5 y Figura 6).

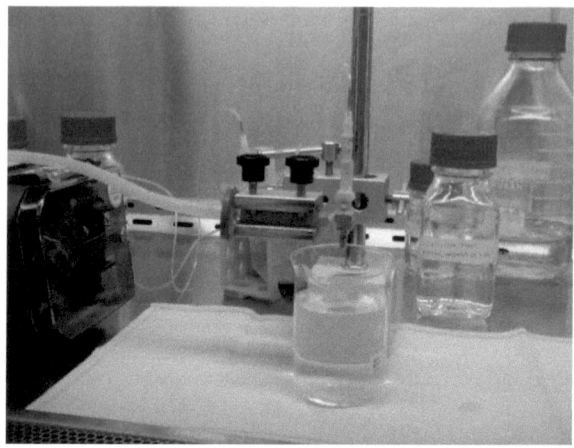

Figura 5: Equipo utilizado para realizar el encapsulado. Al caer los islotes con el alginato sobre la solución rica en calcio, se produce la polimerización y la formación de la microcápsula.

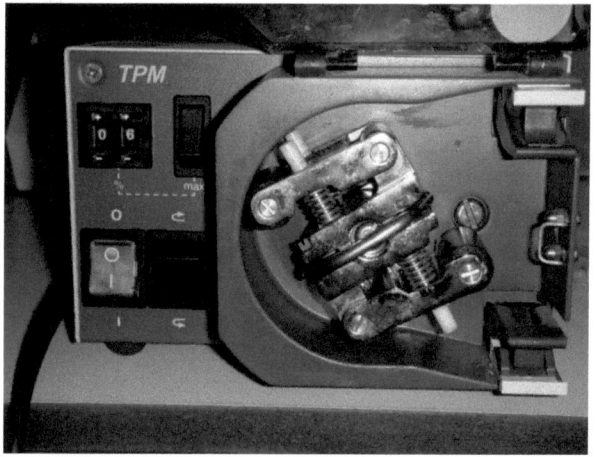

Figura 6: Bomba peristáltica utilizada para el encapsulado de islotes.

La suspensión de islotes con el alginato no polimerizado, caen en una solución de $ClCa_2$, ClK y Hepes (100mM Cl_2Ca, 2mM ClK y 10mM HEPES; pH 7.4). Esta solución posee el calcio necesario para la polimerización del alginato (Figura 5). Se tomaron sucesivas muestras a fin de evaluar los encapsulados en cuanto a su forma y tamaño. Se lavaron las células encapsuladas con KRH sin calcio durante 3' y se agregó polilisina (poli-L-Lisina 0,1% en KRH sin Ca; pH 7.4) en proporción 1:5 a temperatura ambiente. La polilisina forma una cubierta alrededor de la cápsula que establece el tamaño del poro de la misma y por ende determina su selectividad. Se descartó la polilisina y se realizaron tres lavados con KRH sin calcio en agitación (3' cada uno). Se descartó la solución de KRH y se agregó una solución de alginato 0,3% en KRH sin calcio en proporción 1:5. Esta solución forma una cubierta por encima de la polilisina, quedando tres capas cubriendo los islotes: alginato 3%, polilisina y alginato 0,3%. Se aspiró el alginato, se adicionó EGTA (1mM en KRH sin Ca) y se agitó durante 10'. El EGTA es un quelante de calcio que promueve la depolimerización del alginato del interior de la cápsula dejando únicamente la cubierta de polilisina-alginato 0,3%. Se aspiró el EGTA y se realizaron dos lavados con KRH sin calcio y uno con RPMI. Se cultivaron los islotes a 37°C y 5% de presión parcial de CO_2 hasta el momento del implante.

Evaluación de la viabilidad de los islotes microencapsulados

Se estudió la viabilidad de los islotes dentro de las capsulas por medio del uso del colorante aniónico azul tripán. Este colorante ingresa a las células que poseen la membrana plasmática dañada. Las células que se presentan incoloras al microscopio óptico son aquellas que tienen su membrana integra y por ende están viables. Se realizó una dilución de azul tripán (Sigma Chemical Co.®) al 0,2-0,4% en solución fisiológica. Se mezclaron partes iguales de la solución del colorante y alícuotas de los islotes en RPMI y se observaron al microscopio óptico.

Evaluación del fenotipo diabético

Se evaluaron los siguientes parámetros antes y después de la generación de diabetes: crecimiento (evolución del peso), glucemia, cetonemia, proporción de hemoglobina glicosilada, albuminuria y diuresis.

Glucemia, cetonemia y hemoglobina glicosilada (HbA1c)

Las muestras de sangre fueron tomadas por punción caudal siempre en el mismo horario. Las mediciones de glucosa y cetonas en sangre se realizaron utilizando las tiras reactivas y el medidor Optium Xceed (Abbot Diabetes®). Las cuantificaciones de hemoglobina glicosilada se determinaron por medio del DCA2000+ Analyzer (Siemens®).

Diuresis y albuminuria

Las ratas fueron colocadas periódicamente en jaulas metabólicas, teniendo libre acceso al agua, sin comida. Se recogió orina de 24 horas y se midió su volumen por pesada. La medición en orina de albúmina y de la relación albúmina/creatinina se realizaron utilizando el DCA2000+ Analyzer (Siemens®).

Determinación del peso renal normalizado y toma de muestras de tejido renal

Al momento del sacrificio de los animales se registró el peso corporal y se obtuvo el peso de los riñones. El cociente entre el peso de los riñones y el peso corporal (peso renal normalizado o índice de hipertrofia) se utilizó como indicador de hipertrofia renal.

Los riñones extraídos fueron divididos en corteza y médula. A partir de la corteza se aislaron los glomérulos renales. Para ello se realizaron sucesivos tamizados en mallas de 200, 150 y 100nm, de manera de ir descartando en forma secuencial las células y fragmentos de tejido de mayor tamaño.

Análisis de la expresión genética mediante la técnica de RT-PCR

Aislamiento de ARN total

Las muestras de corteza tomadas fueron utilizadas para aislar glomérulos y parte de la misma fue procesada para aislar ARN total. Con ese material se estandarizaron las condiciones de amplificación por PCR de los genes en estudio.

Para aislar el ARN se utilizó 1 ml de TRIzol® (Invitrogen®) de acuerdo con las instrucciones del fabricante. Las muestras en TRIzol fueron homogeneizadas con un homogenizador de vidrio (Bounce tissue grander, Wheaton®). Se incubaron los homogenatos durante 5 minutos a temperatura ambiente y se agregaron 0,2 ml de cloroformo. Luego de 15 segundos de agitación por vortex las muestras fueron incubadas a temperatura ambiente durante 3 minutos y centrifugadas (12.000xg – 15' - 4°C). Se obtuvo una fase inferior orgánica y una fase superior acuosa conteniendo el ARN.

Se transfirió la fase acuosa a otro tubo y se mezcló con 0,5 ml de alcohol isopropílico. Se incubaron las muestras a temperatura ambiente durante 10 minutos y se centrifugaron (12.000xg – 10' - 4°C). El precipitado de ARN se lavó con etanol 75%. Se mezcló por vortex y se centrifugó (7.500xg – 5' - 4°C). Se descartó el sobrenadante y se dejó secar el precipitado. Luego se resuspendió en 50µl de agua bidestilada. Las muestras de ARN fueron conservadas a -80°C hasta su utilización.

La concentración de ARN se determinó midiendo la absorbancia a 260nm en espectrofotómetro (NanoDrop® ND1000). La calidad del ARN fue evaluada mediante el índice Abs260nm/Abs280nm considerándose adecuada cuando este tuviera valores entre 1,8 y 1,95.

Transcripción reversa

El ARN obtenido se utilizó para sintetizar el ADN copia (ADNc) mediante transcripción reversa utilizando el kit "Revert-Aid M-MulV Reverse Transcriptase" (Fermentas®) según las instrucciones del fabricante. En un primer paso se colocaron en un tubo eppendorf® estéril y libre de RNAsas, 2µg de ARN total junto con 0,5µg de "Random Primers" (Biodynamics®) y agua hasta un volumen final de 12,5µl. La mezcla fue incubada durante 5 minutos a 65°C y luego colocada en hielo. Se agregaron 4µl de buffer de reacción 5X, 2µl de Mix 10mM dNTPs, 200U de transcriptasa reversa M-MuLV (200 U/µl) y agua hasta un volumen final de 20µl. Se mezcló por inversión y se incubó durante 1 hora a 42°C para permitir la extensión del ADNc. Las muestras fueron conservadas a -20 °C hasta su posterior uso.

Reacción en Cadena de la Polimerasa (PCR)

Cebadores

Se diseñaron los cebadores ('primers') para wnt4 y wnt5a utilizando la base de datos de la Universidad de California Santa Cruz (genome.ucsc.edu) para acceder a las secuencias de los genes de interés. Se utilizó el programa Primer3 (http://frodo.wi.mit.edu/primer3/) para seleccionar pares de oligonucleótidos a partir de las secuencias de ARNm. La especificidad de los cebadores, así como la presencia de al menos un intrón fueron evaluados con el programa PrimerBlast (http://www.ncbi.nlm.nih.gov/tools/primer-blast/). De esta forma podemos discriminar el producto de amplificación del ADN genómico del correspondiente al ADNc. Cada par de cebadores fue evaluado utilizando el software de acceso libre OligoAnalyzer de Integrated

DNA Technologies - IDT (http://www.idtdna.com/analyzer/Applications/OligoAnalyzer/) y el programa OligoCalc (http://www.basic.northwestern.edu/biotools/oligocalc.html). Las especificaciones con las que se diseñaron los cebadores para wnt4 y wnt5a fueron las siguientes:

- Extensión: 19 a 21 nucleótidos;

- Tm: alrededor de 69 a 71 °C;

- Tamaño del producto: entre 100 y 250pb.

Se seleccionaron cebadores que formaran estructuras secundarias intracatenarias inestables analizando las secuencias con el programa Hairpin (Integrated DNA Technologies- IDT -http://www.idtdna.com/analyzer/Applications/OligoAnalyzer/).

Teniendo en cuenta que los 19 genes de la familia de las hormonas Wnt presentan una alta homología de secuencia, una vez seleccionados los cebadores se corroboró manualmente que fueran específicos para la variante de interés en alineamientos múltiples (CLUSTAL W- www.expasy.org).

Los primers seleccionados para amplificar específicamente el mensajero de wnt4 fueron: 5'CCCCCGTTCGTGCCTGCGGT3' (forward - Fw) y 5'TGCTGCCCACCGATGACAGCTTGG3' (reverse - Rv). En la Figura 7 se puede observar la secuencia del ARNm de wnt4 con las secuencias destacadas donde hibridan ambos cebadores. Este par de cebadores amplifican una secuencia de 104bp del ARNm de wnt4 y entre ambos se encuentra una secuencia intrónica de mas de 11mb. El primer Fw tiene una temperatura de pegado de 67,9°C, mientras que el primer Rv tiene una temperatura de pegado de 67,3°C.

>NM_053402 (Wnt4) length=1213
cgcaccatgag**ccccgttcgtgcctgcggt***cgctgcgactcctcgtcttcgccgtgttctcggccgccgcgagcaactggctgtacctgg**cc
aagctgtcatcggtgggcagca**tctccgaagaggaaacgtgcgagaagctcaaaggcctgatccagaggcaggtgcagatgtgcaaacgga
acctcgaggtgatggactcagtgcgccatggcgcccagctggccattgaggagtgccaataccagttccggaaccggcgctggaactgttccac
actggactccctgcctgtcttcgggaaggtggtgacacaagggacccgggaggcggcctttgtatacgccatctcttcagcaggtgtggcctttg
cagtgacaagagcatgcagcagtggagatctggagaagtgtggctgtgaccggacagtacacggggtcagcccacagggtttccagtggtca
ggatgctcggacaacatcgcctatggcgtagccttctcacagtcctttgtagacgtccgagagagaagcaaggggggcctcctccagccgggcac
tcatgaaccttcacaacaacgaggctggcaggaaggccatcctgacacacatgcgggtggagtgcaagtgccatggggtgtcaggctcctgtg
aggtaaagacatgctggcgagcggtaccgcccttccgtcaggttggccacgcactaaaggagaagtttgacggcgccacggaggtggagcca
cggcgcgtaggctcctcccgggcactggtaccgcgaaacgcgcagttcaagccacatacggatgaggacctggtgtacctggagccaagtcca
gacttctgtgagcaggacatgcgcagcggcgtgctaggcacgaggggccgcacttgcaacaagacgtctaaggccattgacggctgcgagcta
ctgtgctgtggccgcggcttccacacagcgcacgtggagctggcagagcgctgcggctgcaggttccactggtgctgcttcgtcaagtgccggc
agtgccagcggctcgtggagatgcacacgtgccggtgaccgtgcccgcctgtgcccaggaccacctgcgtggcccaggggaaggccaataactt
aaacagtctcccgccacctaccccaaaagatactggttgtatttttttgttttggttttggttttttgggtcctcaagttatttattgccaaaaaaag

Figura 7: Secuencia de nucleótidos del mensajero de Wnt4. Se destacan en amarillo el par de primers
seleccionados para ser utilizados en la qPCR.

Los primers seleccionados para amplificar específicamente el mensajero de *wnt5a*

son: 5'CGCGCCCAGGAGGACTCCGCA3' (forward) y 5'TGGAAGACATGGCACCTCCAGCGG3'

(reverse) (Figura 22). Este par de cebadores amplifican una secuencia de 210bp del ARNm

de *wnt5a* y entre ambos se encuentra una secuencia intrónica de más de 6mb. Las

temperaturas de pegado son de 68,9°C y 65,3°C respectivamente para los primers Fw y Rv.

>NM_022631 (Wnt5a) length=1980
ccgaggcgctccctcggttcttgggcacatttccacgctataccagccccgcagcccgagcccgggtgccagtgctcgcttccgctccgggtcgct
gcgcccacccgacgcgcccaggaggactccgcagtcctgctttgaatcgtcccccaggcttaaccccgacgcttcgcttggattcctcggcccc
cttcgctggggtggcgacttcctctccgcgcccctcccctcgccatgaagaagcccattggaatattaagcccaggagtggctttggggacc
gctggaggtgccatgtcttccaagttcttcctaatggctttggccacattttttccttcgcccaggttgtaataaaagctaattcttggtggtccct
aagtatgaataaccctgttcagatgtcagaagtatacatcataggagcacagcctctctgcagccaactggcgggactttctcaaggacagaag
aaactctgccacttgtatcaggaccacatgcagtacattggagaaggcgcgaagacgggcatcaaagagtgccagtaccagttccggcatcgg
agatggaactgcagcacagtggacaacacttctgtctttggcagggtgatgcaaataggcagccgagagacagccttcacgtacgcggtgagc
gctgctggagtggtaaatgccatgagccgagcctgtcgggaaggcgagctgtctacctgtggttgcagccgcgcgcgcccccaaggacttacctc
gggactggctgtggggcggttgcggggacaacatcgactatggctaccgcttcgccaaggaattcgtggacgcacgagaaagggaacgaatc
cacgccaagggctcctatgagagcgcacgcatcctcatgaacttgcacaacaatgaagcaggtcgcaggacagtatacaacctggcagatgta
gcctgtaagtgccatggagtgtctggctcctgtagcctcaagacatgctggctgcagctggcggacttccgcaaggtgggcgatgccctcaagg
agaagtatgacagcgcagcggccatgaggttgaacagccggggcaagctggtacaggtcaacagccgcttcaactccccaaccacgcaggac
ctggtctacatcgacccaagtccggactactgtgtgcgcaacgagagcactggctcactgggcacgcagggacgcctgtgcaacaagacctca
gaggggatggacggctgcgagctcatgtgctgtgggcgtggctatgaccagtttaagacggtgcagaccgaacgctgccattgcaagtttcact
ggtgctgctatgtcaagtgtaaaaagtgcacggagattgtggatcagttcgtgtgcaaatagtggtggcccgcccataatccagtcccactccca
ggacccacatatttatagaaagtacagtgcttctggttctttttatttctcccccaagaattgcagctggaaccatgtttttttttttcttccttctgtta
ccatctaagaactctgtggtttattattaatattataattaatgtttggcaatagtgggggaaactaagaaaaatatttatttttgaggatctttgca
aagttagtacgaaacttctttcttctgatgctacaggataaaggggaaataacacgtattcgaacttagctgtgcagttggggttcacatctaga
aggcataagaactattttcttctcaaacagagtcctatgagatgggtggtatcctggtgaaagaggtggtacagacccatgagtgactcagtccc
agtgaccaaatgaattgcaggtgctctggtataagacaaatcaccttaaatatagatatattaaatatacatatatgccaaaatacagaatacg
agacactctgtgtttttttctattttttagaacgatcttttagaaggtacgagctagactttcacatcctcataagcaggcatgtcaggg

Figura 8: Secuencia de nucleótidos del mensajero de Wnt5a. Se destacan en amarillo el par de primers seleccionados para ser utilizados en la qPCR

Se utilizaron además en este trabajo cebadores que habían sido diseñados previamente en nuestro laboratorio. Estos se detallan a continuación:

CycD1

5' CGTACCCTGACACCAATCTCCTC 3' Foward

3' AGGAAGCGGTCCAGGTAGTTCAT 5' Reverse

Conexina43:

5' GGAAAGGCGTGAGGGAAGTACCCAAC 3' Foward

3' TTTCGCTGTAACACTCAACAACCCGG 5' Reverse

Determinación de las condiciones óptimas de amplificación por PCR

Los cebadores diseñados, específicos para los genes wnt4 y wnt5a fueron evaluados en distintas condiciones teniendo como variables la concentración de magnesio (1,5 y 2mM) y la concentración de los cebadores (100 y 200nM). Las muestras utilizadas fueron obtenidas de corteza renal de ratas control (sanas).

Las reacciones de amplificación se realizaron en un volumen final de 20µl conteniendo: 1X de Buffer de reacción para PCR, 0,1mM de mezcla dNTPs, 1,5-2mM de MgCl2, 1µl de ADNc, 100-200nM de mezcla de cebadores ("forward" y "reverse", 10µM de cada uno), 0,5U de Taq polimerasa (5U/µl, Invitrogen®) y agua. La reacción de PCR se realizó en una termocicladora Ivema® T-18.

El ciclado utilizado fue en todos los casos:

Desnaturalización Inicial   50° C- 2′

                       94 °C -10'

Desnaturalización   94 °C- 15" ⎫

"Annealing"   61 °C- 1' ⎬ x 40 ciclos

Elongación   72 °C -20" ⎭

Elongación final   72 °C -10'

Corrida electroforética en gel de agarosa

Para realizar la corrida electroforética de los productos de PCR se realizaron geles de azarosa al 1,5%. En un volumen final de 50ml de buffer TBE (89mM Tris-HCl, 89mM ácido bórico, 2mM EDTA; pH 8), se disolvió 1g de agarosa (Invitrogen®). Luego se agregó a la solución 1,6µl de bromuro de etidio (Invitrogen®). El gel se colocó en una cuba electroforética horizontal (Mini Sub Cell GT, Bio-Rad®) y se corrió en buffer TBE. A continuación se prepararon las muestras para sembrar en el gel. Se tomaron 5µl de la reacción de PCR de cada muestra y se mezclaron con 1µl de buffer de corrida 6X (30% glicerol, 0.25% azul de bromofenol, H_2O), para su posterior siembra y corrida. El peso molecular de las bandas observadas se estimó de acuerdo con un marcador de peso molecular Ladder 100pb (Productos Bio-Lógicos®, Universidad Nacional de Quilmes). Las muestras se sometieron a un campo eléctrico de 100V durante 15 minutos (Fuente: Power Basic - BioRad®).

Se visualizó el producto de amplificación por exposición de los geles a luz ultravioleta mediante un transiluminador UV (Dual Intensity UV Transilluminator - Labnet®). El registro fotográfico de las corridas electroforéticas se tomó en el equipo FotoDyne®.

PCR en Tiempo Real (qPCR)

La PCR en tiempo real o cuantitativa (qPCR) es una variante de la reacción en cadena de la polimerasa utilizada para cuantificar el número de moléculas de un gen o ARNm presentes en una muestra. La cinética de amplificación puede ser monitoreada ciclo a ciclo y guarda relación con la cantidad de templado en la mezcla de reacción. Existe, además un rango en el que estas dos variables son proporcionales (Higuchi, Fockler et al. 1993). Para la medición del producto se utilizan cromóforos fluorescentes que se unen directa o indirectamente al producto de PCR, condición en la cual emiten fluorescencia y esta es registrada por el equipo. La PCR cuantitativa se realiza en un termociclador con capacidad de hacer incidir sobre cada muestra un haz de luz de una longitud de onda determinada y de detectar la fluorescencia emitida por el fluorocromo excitado.

Durante la fase exponencial de la amplificación la fluorescencia es proporcional a la concentración de ADN. A partir de la curva sigmoidea que describe la fluorescencia relativa en función de los ciclos de amplificación se determina un valor del eje de las ordenadas en el cual todas las muestras estén dentro de su fase exponencial. El punto en el cual cada curva de amplificación cruza el valor de fluorescencia determinado se denomina Ct (del ingles 'Threshold cycle').

Mezclas de reaccion y condiciones de amplificación

Se evaluó la reproducibilidad de la qPCR utilizando dos mezclas de reacción. Este primer paso de estandarización se llevó a cabo utilizando los cebadores específicos de cycd1, para los cuales las condiciones óptimas de amplificación ya estaban determinadas. Las reacciones de amplificación por qPCR se realizaron en una termocicladora SDS 5700 (Applied Biosystems®).

Las mezclas reacción evaluadas fueron:

- **Mezcla 1:** 1X de Buffer de reacción para PCR Minus Mg, 0,1mM de mezcla dNTPs, 1,5mM de MgCl2, 1µl de ADNc, 0,5µM de mezcla de cebadores (forward y reverse, 10 µM cada uno), 0,5U de Taq polimerasa (5 U/µl, Invitrogen®), 0,2µl de SYBR green 10X (10.000X, Invitrogen®), 0,4µl de ROX (50X, Invitrogen®) y H2O hasta un volumen final de 20ul.

- **Mezcla 2:** 1X de FastStart Universal SYBR Green Master - Rox (Roche®), 4µl de ADNc, 0,5µM de cebadores (forward y reverse, 10 µM cada uno). Volumen final= 12,5ul.

El programa de la termocicladora elegido fue el siguiente:

Desnaturalización Inicial   50° C 2´

94 °C 10'

- 34 - } x 40 ciclos

Desnaturalización	94 °C 15"
"Annealing"	61 °C 1'
Elongación	72 °C 20"
Curva de disociación	95°C 15"
	60°C 20"
	95 °C 15"

Análisis de temperatura de fusión

Los agentes intercalantes como el SYBR Green I son fluorocromos que aumentan notablemente la emisión de fluorescencia cuando se unen a ADN de doble hélice. El incremento de ADN en cada ciclo se refleja en un aumento proporcional de la fluorescencia emitida. Este sistema de detección tiene la ventaja de que la optimización de las condiciones de la reacción es muy fácil y además, su costo es considerablemente menor que el de las sondas específicas. El principal inconveniente de los agentes intercalantes es su baja especificidad, debido a que se unen de manera indistinta a productos generados inespecíficamente o a dímeros de cebadores.

El equipo para qPCR tiene la posibilidad de determinar la temperatura de fusión de los fragmentos amplificados (Tm = temperatura a la que el 50% del ADN de la molécula está desnaturalizado). El análisis de las curvas de disociación se basa en la aplicación de un gradiente de temperaturas creciente al finalizar la amplificación por PCR para monitorear la cinética de disociación de los fragmentos de ADN. Cada fragmento amplificado tiene una Tm característica que depende principalmente de su longitud y de la composición de sus bases. Utilizando esta aplicación comprobamos la especificidad de los fragmentos detectados en la PCR. La ausencia de productos espurios fue corroborada en una corrida electroforética en gel de agarosa.

Cuantificación relativa de la expresión génica

La medida de la expresión génica relativa por medio de RT-PCR es una cuantificación en la que se compara entre las diferentes muestras la expresión del gen objeto de estudio respecto a la expresión de un gen constitutivo cuya expresión no varía en las condiciones del experimento (control endógeno o '*housekeeping*'). Para realizar esta comparación se debe considerar la eficiencia de cada reacción de PCR. La Ecuación 1 describe la variación del producto de amplificación cuando la eficiencia es del 100%, es decir cuando la cinética de la reacción responde a una función potencial de base 2. En estas condiciones la totalidad del producto se duplica en cada ciclo.

$$N_c = N_0 * 2^c$$

Ecuación 1: Cálculo de número de moléculas de producto en una reacción de PCR en función del número de moléculas iniciales y la cantidad de ciclo. En esta ecuación: N_0 es el número de moléculas iniciales, N_c es el número de moléculas de producto de amplificación en cada ciclo (c).

En los casos en que la eficiencia es menor al 100%, esta puede expresarse como: $N_c = N_0 x\ Ef^c$. Si tomamos $N_c/N_0 = 2$ y c como el ciclo en el cual el producto se duplica obtenemos

$\rightarrow 2 = Ef^c$

Log 2 = c x log Ef $\rightarrow 2/10^c = Ef$ o directamente:

$$E = \frac{10^{\frac{1}{p}} * 100}{2}$$

Ecuación 2: Ecuación de la eficiencia de la reacción de qPCR. En esta ecuación el valor de p es la pendiente de la recta que relaciona el ciclo umbral de la reacción con el número de moléculas del templado. Este valor puede ser obtenido a partir de la confección de una curva estándar con muestras de templado de concentración conocida.

Curvas estándar

El producto específico obtenido a partir de reacciones de RT-PCR a punto final para cada uno de los genes fue sembrado en gel de agarosa y purificado con el kit QIAquick Gel Extraction Kit (QUIAGEN®). El eluído fue cuantificado. Contando con este dato y a partir del peso molecular de cada fragmento se ajustó el número de moléculas a 10^7. A partir de estas soluciones se realizaron diluciones seriadas en agua al décimo hasta 10^4 copias de cada amplicón.

Se realizaron las curvas estándar por duplicado utilizando la mezcla 2 en las condiciones ya mencionadas para los cebadores de Cx43, Wnt4 y el gen housekeeping GAPDH. Los valores de Ct fueron promediados y graficados en función del logaritmo del número de moléculas. A partir de la regresión lineal de los datos se obtuvieron las pendientes de las curvas y se calculó la eficiencia de la reacción en cada caso.

Cuantificación relativa

Se evaluó la expresión del gen Wnt4 en muestras de corteza renal de animales diabéticos y control. Las reacciones de PCR en tiempo real se realizaron utilizando la mezcla 2 de acuerdo con lo antes descripto. En base a las eficiencias obtenidas para Wnt4 y GAPDH la cuantificación relativa se determinó de acuerdo con:

$$Cr = \frac{E_m^{Ct_m(control-tratado)}}{E_r^{Ct_r(control-tratado)}}$$

Determinación de la expresión abundancia relativa de la Cx43 en corteza renal mediante la técnica de WesternBlot

Extracción y cuantificación de proteínas totales de corteza renal

Se procesaron muestras de corteza renal de los distintos grupos para obtener proteínas totales. Las muestras se homogenizaron con un homogenizador de vidrio (Bounce tissue grander, Wheaton®) utilizando 1ml de buffer RIPA (150mM NaCl, 10mM Tris pH 7,2, 0,1% SDS, 1% Triton X-100, 5mM EDTA, 1mM PMSF, 2ug/ml lupeptina, 5ug/ml aprotinina, 1ug/ml pepstatina A y 10mM de β-mercaptoetanol). Los homogenatos se centrifugaron (15000xg – 30' - 4°C) para separar los restos celulares. Se conservó el sobrenadante a -80°C hasta su posterior uso.

Las proteínas extraídas de cada muestra fueron cuantificadas por medio del método de Bradford (Bradford 1976). La curva estándar fue realizada utilizando concentraciones crecientes de BSA (0, 1, 2, 4, 6 y 8mg/ml). Para realizar cada medición se añadió 1ml de Reactivo de Bradford (5 mg de Coomassie Blue en 2,5ml de etanol 96%, 5ml de acido ortofosfórico 85% y 50ml de agua destilada) y 1ul de la muestra a cuantificar, y se midió la absorbancia a 595nm en un equipo NanoDrop® modelo ND1000. La curva estándar fue realizada por quintuplicado. Una vez realizada la curva estándar, se midió la absorbancia de las muestras. La concentración proteica de las muestras fue obtenida interpolando la absorbancia obtenida dentro de la curva estándar. Siempre se corroboró que las absorbancias se encontraran dentro de la fase lineal de la curva estándar, en los casos en que esto no ocurría la muestra se diluyó o se colocaron 2ul de muestra en el tubo de medición.

Posteriormente, se prepararon las muestras para sembrar en un gel de poliacrilamida desnaturalizante SDS-PAGE (del ingles *"Sodium Dodecylsulfate Polyacrilamide*

Gel Electrophoresis"). Se realizó el cálculo para sembrar 40ug de proteínas en 20ul finales

llevando a volumen con agua bidestilada. Cada muestra fue resuspendida en 20ul de buffer

de corrida (glicerol 20%, SDS 4%, azul de bromofenol 0,01%, β-mercaptoetanol 5%, Tris-HCl

0,1M pH6,8). Luego, las muestras fueron hervidas durante 5 minutos y conservadas a -20°C

hasta su posterior uso.

Se realizaron geles de poliacrilamida SDS-PAGE según el método de Laemmli. Los

geles se realizaron polimerizando una solución de acrilamida-bisacrilamida mediante el

agregado de persulfato de amonio y TEMED ("N,N,N',N'-tetrametiletilendiamina"). Se

utilizó un gel concentrador (5%) y un gel separador (10%) de acrilamida y se corrieron las

muestras a un voltaje constante de 120 V durante 3 hs (Tabla 2).

Las proteínas previamente separadas en el gel fueron transferidas a una

membrana de PVDF (Bio-Rad®), la cual fue activada durante 1 minuto en metanol. Sobre la

placa anódica, se colocó una esponja, 2 papeles de filtro Whatmann® de 3mm y la

membrana de PVDF humedecidos en buffer de transferencia. Luego, se apoyó el gel sobre

la membrana y se cubrió con 2 papeles de filtro y una esponja sumergidos en el mismo

buffer de transferencia. Se colocó en un modulo de transferencia sumergido en buffer de

transferencia. La transferencia se realizó durante 4 hs a 4°C a una corriente constante de

350mA (Fuente: Power Basic, BioRad®).

Componentes	Gel concentrador (5%)	Gel separador (10%)
H2O bidestilada	3.4 ml	4.1 ml
Acrilamida (30%)	830 µl	3.3 ml
Tris-HCl (1.5; pH 8,8 y 6,8)	630 µl	2.5 ml

SDS (10%)	50 µl	0.1 ml
Persulfato (10%)	100 µl	200 µl
TEMED	10 µl	15 µl

Tabla 2: Composición de los geles para la corrida de proteínas en SDS-PAGE.

Se bloqueó la membrana para evitar la adsorción inespecífica de los anticuerpo incubando la misma con leche en polvo descremada (Svelty®) diluída al 5% en buffer TBS-Tween (Tris 20 mM; NaCl 136mM; Tween 20 0.1 %, pH7,5) durante 2 hs a temperatura ambiente. La incubación se realizó con agitación suave en un agitador orbital.

Para detectar la proteína de interés se procedió a la incubación con los anticuerpos primarios, anti-β-tubulina (hecho en conejo) y anti-Cx43 (hecho en conejo) (Santa Cruz Biotechnology Inc. ®), diluidos 1/200 en TBS-T. La incubación se realizó durante 1 hora a temperatura ambiente. Para remover el exceso de anticuerpo primario no unido a la membrana se realizaron 3 lavados de 5 minutos con TBS-Tween en agitación. Luego se incubó la membrana con una dilución 1/3000 de anticuerpo secundario anti-IgG de conejo hecho en cabra conjugados a fosfatasa alcalina en TBS-Tween y se incubó durante 1 hora en agitación a temperatura ambiente.

Luego de tres lavados finales de 5 minutos con TBS-Tween la membrana fue incubada con buffer de revelado (Tris-HCl 100 mM pH 9; NaCl 150 mM, MgCl2 1 mM), con el cual se realizó una detección colorimétrica de la actividad fosfatasa alcalina usando el sustrato BCIP (5-bromo-4-cloro-3-indolyl-fosfato) en conjugación con NBT ('nitro blue tetrazolium'). Todas las incubaciones fueron realizadas empleando un agitador orbital.

Análisis estadístico

El número de mediciones se describe en cada grupo experimental. Los resultados se expresan como media ± error estándar de la media, salvo cuando se indica lo contrario. Se efectuó el tratamiento estadístico utilizando test *t-student*, *t-student* apareado, o ANOVA y Newman-Keuls *a posteriori* cuando correspondiera. En aquellos casos donde las muestras tenían varianzas diferentes se utilizó el test no paramétrico de Mann-Whitney. El test de normalidad de Kolmogorov-Smirnov fue utilizado para estudiar los valores de glucemia de animales sanos.

RESULTADOS

Caracterización de parámetros metabólicos en animales sanos

Para determinar el rango normal de variación de los parámetros metabólicos se realizaron mediciones periódicas de glucemia, cetonemia, proporción de hemoglobina glicosilada (HbA1c) y albuminuria/creatinuria en 10 ratas Wistar macho sanas entre 200 y 350 gramos de peso.

En la Figura 9 se muestra el histograma de frecuencias obtenido para la concentración de glucosa en sangre. Los valores siguieron una distribución normal (p>0.1, test de normalidad de Kolmogorov-Smirnov). De acuerdo con la función de distribución se consideró como rango de variación en animales sanos al valor medio ± dos desvíos estándar (Media: 110,9 mg/dl; Desvío Estándar: 25,3 mg/dl; Rango normal: 60,4-161,5 mg/dl). Los valores obtenidos son coincidentes con los reportados en tablas (50 a 135 mg/dl) (Harkness and Wagner 1995). De la misma manera se obtuvo el rango de variación para HbA1c, cetonemia y albuminuria/creatinuria (Tabla 3).

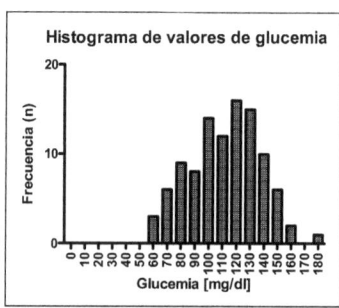

Figura 9: Histograma de frecuencia de distribución de la concentración de glucosa en sangre en animales sanos de entre 200 y 350g. Se realizaron 100 mediciones de glucemia en diez ratas sanas durante diez días consecutivos. Los datos fueron procesados con el programa Sigma Plot. En el eje de las ordenadas se grafican los valores de glucemia y en el eje de las abscisas el número de mediciones correspondientes a cada clase.

Parámetro	Promedio ± Error Estándar	Rango de Valores Normales

HbA1c (%)	3,14±0,05	2,52-3,76
Cetonemia (mM)	0,40±0,05	0,00-0,94
Albuminuria/Creatinuria (mg/g)	26,5±1,7	16,5-36,5

Tabla 3: Valores normales de hemoglobina glicosilada, cetonemia y albuminuria/creatinuria. Se realizaron 50 mediciones de HbA1c, 30 de cetonemia y 10 de albuminuria/creatinuria en diez ratas sanas durante. Se presentan los valores de estos parámetros como promedio ± error estándar.

Evolución de los parámetros metabólicos en animales diabéticos

Utilizando estreptozotocina se logró reproducir el modelo de diabetes en ratas

Wistar. Veinticuatro horas después de la inducción de diabetes todas las ratas presentaron

hiperglucemia con valores mayores a 400 mg/dl. Los valores se mantuvieron mayores a 400

mg/ml en todas las mediciones subsiguientes (Figura 10). Se utilizó una dosis mínima de

insulina bovina lenta (0,1-0,3U/kg/día) en todos los animales diabéticos con el objeto de

evitar la mortalidad producto de la hiperglucemia.

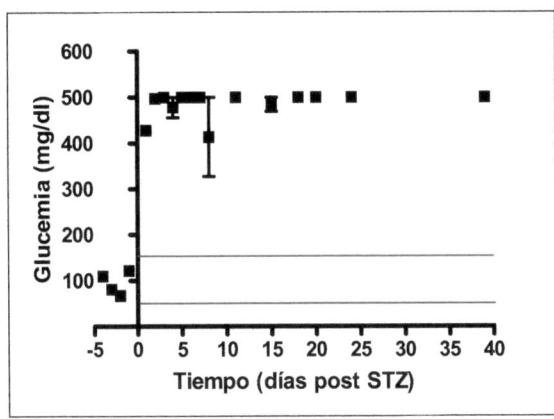

Figura 10: Evolución de los valores de glucemia tras la inducción de diabetes por estreptozotocina. En el eje de las ordenadas se grafica el tiempo en días. Se considera día cero (t=0) al día en que se inyecta estreptozotocina. En el eje de las abscisas se grafica la glucemia. Las líneas en rojo indican los límites del rango experimentalmente determinado como normal.

A partir de la inducción de diabetes los animales comenzaron un constante y

marcado descenso de peso que se estabilizó a los 30 días post STZ (Figura 11).

- 43 -

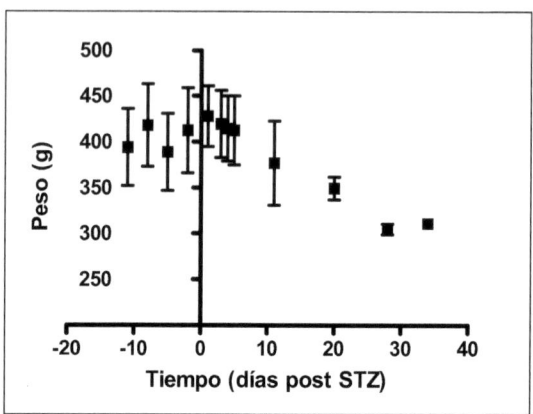

Figura 11: Evolución del peso de los animales con diabetes inducida por estreptozotocina. En el eje de las ordenadas se grafica el tiempo en días. Se considera día cero (t=0) al día en que se inyecta estreptozotocina. En el eje de las abscisas se grafica el peso corporal de los animales.

Adicionalmente se realizó el seguimiento de los animales determinando hemoglobina glicosilada y cetonemia por cuarenta días. Se observaron valores de HbA1c dentro del rango normal a los 4 días post STZ (Tabla 3). Como muestra la Figura 12 hubo una tendencia de aumento constante en los valores de este parámetro a lo largo del experimento. A partir del décimo primer día se obtuvieron resultados por fuera del rango fisiológico (p<0,05,).

Tras la administración de estreptozotocina se observó un aumento de la cetonemia. Este parámetro presentó valores muy elevados a los 4 días (1,5mM±0,1) y a lo largo del experimento mostró una tendencia negativa llegando a normalizarse en el día 40 (Figura 13).

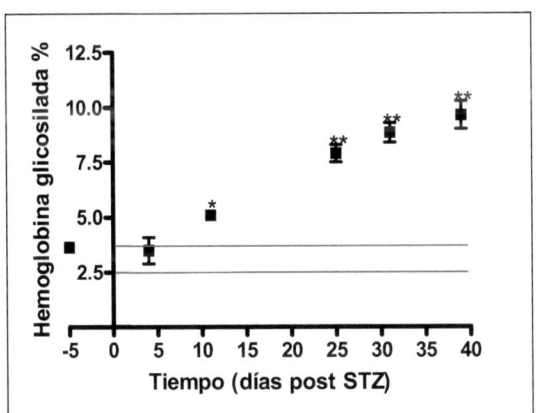

Figura 12: Evolución de la hemoglobina glicosilada en animales con diabetes inducida por estreptozotocina. En el eje de las ordenadas se grafica el tiempo en días. Se considera día cero (t=0) al día en que se inyecta estreptozotocina. En el eje de las abscisas se grafica el porcentaje de hemoglobina glicosilada. Las líneas en rojo indican los limites del rango experimentalmente determinado como normal. (*=p<0,05 con respecto al día -5, **=p<0,01 con respecto al día -5).

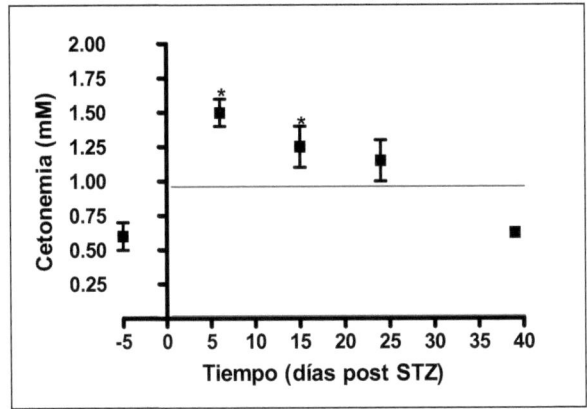

Figura 13: Evolución de la cetonemia en animales con inducción de diabetes por STZ. En el eje de las ordenadas se grafica el tiempo en días. Se considera día cero (t=0) al día en que se inyecta estreptozotocina. En el eje de las abscisas se grafica el la cetonemia. Las líneas en rojo indican los límites del rango experimentalmente determinado como normal. (*=p<0,05 con respecto al día -5).

Para evaluar el daño renal en las ratas diabéticas se cuantificó albumina en orina. Este parámetro se expresó como relación entre la albuminuria y creatinuria (mg/g). La concentración de albúmina urinaria normalizada por creatinina fue 26,5±5,1 mg/g antes de la administración de STZ y 16,5±6,5 mg/g en la primera cuantificación luego de la aplicación de

la misma (Figura 14). A partir de allí se observó una tendencia de crecimiento, alcanzando a

los 39 días post inducción diabética valores mayores a los normales en dos de los animales,

constituyendo éste el primer signo de lesión renal detectado.

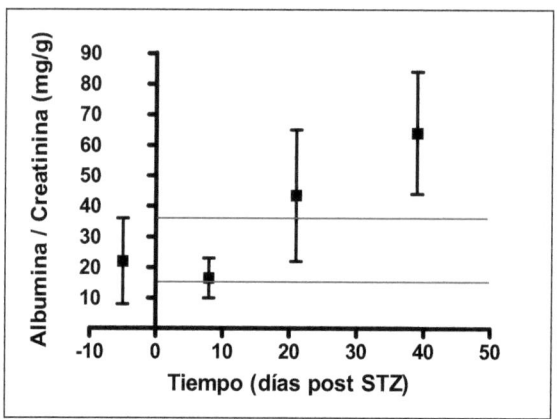

Figura 14: Evolución de la relación entre la concentración de albúmina y creatinina en orina en animales con diabetes inducida por estreptozotocina. En el eje de las ordenadas se grafica el tiempo en días. Se considera día cero (t=0) al día en que se inyecta estreptozotocina. En el eje de las abscisas se grafica la albuminuria, como relación entre albúmina y creatinina urinaria. Las líneas en rojo indican los límites del rango experimentalmente determinado como normal.

Efecto del xenotrasplante en la evolución de la patología

Se repitió el protocolo de inducción de diabetes con STZ para evaluar el

desarrollo de la enfermedad en ratas diabéticas y diabéticas xenotrasplantadas con islotes

porcinos microencapsulados.

Se trabajó con dos grupos de 5 ratas cada uno (diabéticos y trasplantados). En la

Figura 15 se presenta un esquema del protocolo experimental utilizado. Se inyectó una

dosis mínima de insulina bovina lenta (0,1-0,3U/kg/día) en todos los animales con el objeto

de evitar la mortalidad producto de la hiperglucemia. Previo a la administración de STZ los valores de glucemia se encontraron dentro del rango normal. No se observaron diferencias significativas entre los valores medidos para ambos grupos (Figura 16).

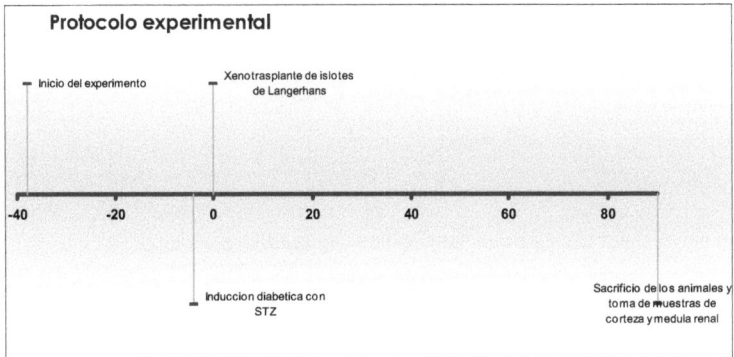

Figura 15: Esquema de tiempo del protocolo que describe el desarrollo del experimento. Se considera día cero (t=0) al día en que se realiza el implante de los islotes porcinos en las ratas. La inducción de diabetes de realiza al día t=(-3). La inducción de diabetes y el xenotrasplante de islotes fueron realizadas solamente en los grupos correspondientes. Desde el día en que se indujo diabetes, se suministró una dosis minima de insulina a todos los animales diabéticos (0,1-0,3U/kg/día).

Al igual que en el experimento previo se observaron valores de glucemia mayores a 500 mg/dl luego de la inyección de STZ en muchos los animales (Figura 16). Por tal motivo, y considerando la limitación de medición del glucómetro, se realizó el análisis estadístico utilizando el test no paramétrico de Mann-Withney. Se observaron diferencias significativas con una menor glucemia en los animales trasplantados (p<0.05, test de Mann-Withney). Estas diferencias fueron muy marcadas durante los primeros días posteriores al trasplante. Por dicha razón se analizaron las mediciones en dos periodos de 40 días desde el xenotrasplante (Figura 17).

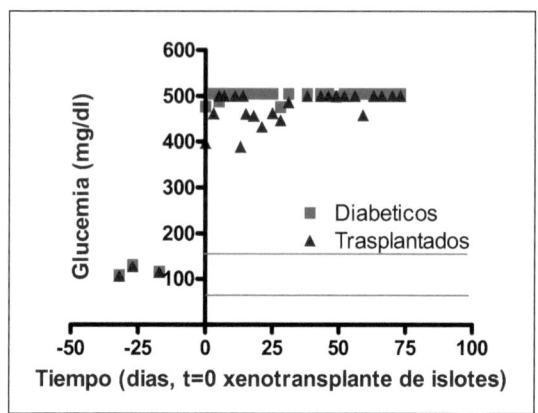

Figura 16: Evolución de la glucemia en animales diabeticos y trasplantados. En el eje de las ordenadas se grafica el tiempo en días. Se considera día cero (t=0) al día en que se realiza el implante de los islotes porcinos en las ratas. La inducción de diabetes de realiza al día t=(-3). La inducción de diabetes y el xenotrasplante de islotes fueron realizadas solamente en los grupos correspondientes. En el eje de las abcisas se grafica la glucemia. . Los datos fueron procesados con el programa Sigma Plot y se grafican las medianas calculadas correspondientes a cada medición. Las líneas en verde indican los límites del rango experimentalmente determinado como normal.

En los primeros 40 días posteriores al trasplante el 81% de las mediciones realizadas sobre los animales diabéticos presentaron valores mayores a 500 mg/dl, mientras que solamente el 36% de los valores medidos en los animales trasplantados fueron mayores a 500 mg/dl. Utilizando los datos obtenidos en este periodo se encontraron diferencias significativas mediante el análisis con el test de Mann-Withney (p<0.01) (Figura 17).

Durante la segunda mitad del experimento, es decir entre los días 40 y 75 posteriores al xenotrasplante, se comparó la glucemia de la misma forma. Sobre estas mediciones, en ambos grupos se encontró un 69% con valores mayores a 500 mg/dl (ver Figura 17). Realizando el test de Mann-Withney, los resultados no presentan diferencia significativa entre grupos.

A partir de este análisis pudimos corroborar la observación cualitativa de que el efecto del xenotrasplante sobre los valores de glucemia estuvo acotado a los primeros cuarenta días del experimento.

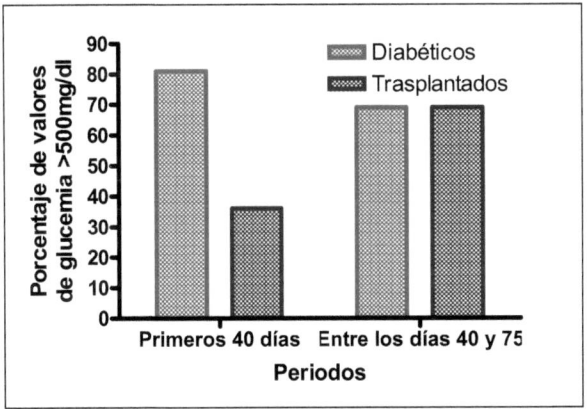

Figura 17: Proporción de valores menores a 500 mg/dl de glucemia sobre el total de las mediciones realizadas. La duración del experimento de dividió en dos períodos de 40 días cada uno. Se considera día cero (t=0) al día en que se realiza el implante de los islotes porcinos en las ratas. La inducción de diabetes de realiza al dia t=(-3). La inducción de diabetes y el xenotrasplante de islotes fueron realizadas solamente en los grupos correspondientes.

Evaluamos la variación del peso corporal en el tiempo. Dado que en este caso utilizamos ratas de 3 meses de edad, durante el experimento el aumento de peso propio del crecimiento de los animales se vió afectado por la diabetes y el xenotrasplante. Ambos grupos de animales presentaron un punto de inflexión en su curva de crecimiento. Tras la pérdida de peso, las ratas trasplantadas presentaron una ganancia de peso mayor que las diabéticas (p<0,05, t-student apareado) (Figura 18). Además los días 21, 28, 46 y 69 los trasplantados presentaron un peso significativamente mayor que los diabéticos (p<0,05, t-student).

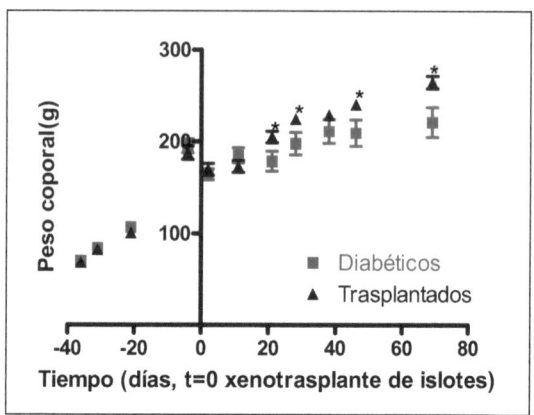

Figura 18: Crecimiento en peso de los animales diabéticos y trasplantados. En el eje de las ordenadas se grafica el tiempo en días. Se considera día cero (t=0) al día en que se realiza el implante de los islotes porcinos en las ratas. La inducción de diabetes de realiza al día t=(-3). La inducción de diabetes y el xenotrasplante de islotes fueron realizadas solamente en los grupos correspondientes (*=p<0,05, t-student).

Observamos que el peso corporal alcanzado al final del experimento por los animales de los grupos diabético y trasplantado fue menor al que se encuentra reportado en tablas para ratas de la misma edad y sexo (Taconic Farms Inc.® - Harlan Labs Inc.®). En base a esto y para establecer la significancia estadística comparamos los datos con el peso corporal de un grupo de 5 animales sanos de la misma cohorte (Figura 19). Los animales sanos tuvieron un peso significativamente mayor que los otros dos grupos (p<0,01, ANOVA y Newman-Keuls *a posteriori*). Asimismo el grupo de animales trasplantados presentó un peso corporal significativamente mayor que el grupo de diabéticos (p<0,05) (Figura 19).

Se realizó la medición de hemoglobina glicosilada. Consistentemente con los datos de glucemia obtenidos este parámetro aumentó en ambos grupos desde la inducción de diabetes. Todos los animales presentaron valores por encima del rango normal desde el día 7. No se observaron diferencias entre ratas diabéticas y trasplantadas (Figura 20).

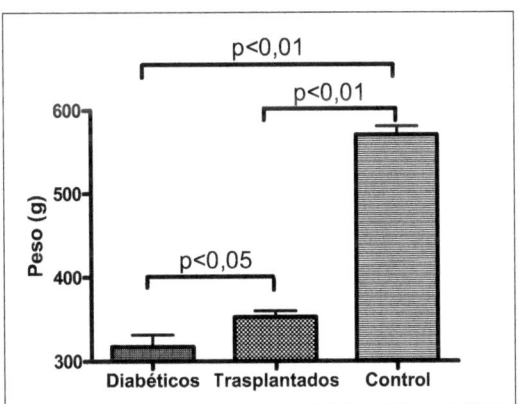

Figura 19: Comparición del peso corporal alcanzado por los animales diabéticos, trasplantados y control (sanos) al final de la experiencia. En el eje de las abscisas se grafica el peso corporal alcanzado por los animales al momento del sacrificio. Estadísticamente se analizó utilizando ANOVA con Newman-Keuls *a posteriori.*

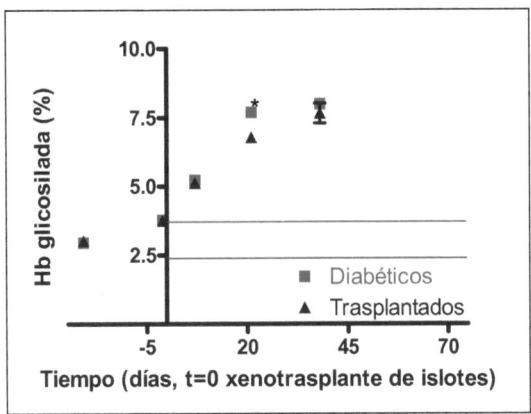

Figura 20: Evolución de la hemoglobina glicosilada. En el eje de las ordenadas se grafica el tiempo en días. Se considera día cero (t=0) al día en que se realiza el implante de los islotes porcinos en las ratas. La inducción de diabetes de realiza al día t=(-3). La inducción de diabetes y el xenotrasplante de islotes fueron realizadas solamente en los grupos correspondientes. En el eje de las abcisas se grafica el porcentaje de hemoglobina glicosilada. Las líneas en verde indican los límites del rango experimentalmente determinado como normal. ($*=p<0,05$).

La cetonemia aumentó en todos los animales, luego de la inducción de diabetes.

Estos valores se normalizaron al sexto día con hiperglucemia. Durante este período fue

realizado el implante de islotes pancreáticos porcinos encapsulados, los cuales no

mostraron efecto alguno hasta el día 28 donde los animales diabéticos comenzaron a presentar valores de cetonemia mayores a los animales trasplantados (p<0,05). Asimismo

los animales trasplantados presentaron valores normales de cetonemia, mientras que los

diabéticos presentaron valores más elevados. Estas diferencias se mantuvieron hasta el día

46 (Figura 21).

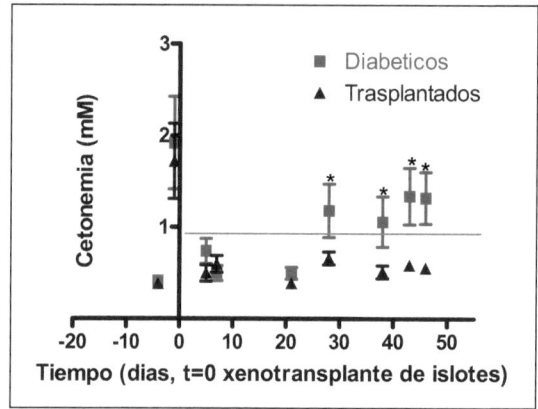

Figura 21: Evolución de la cetonemia en los animales diabéticos y trasplantados. En el eje de las ordenadas se grafica el tiempo en días. Se considera día cero (t=0) al día en que se realiza el implante de los islotes porcinos en las ratas. La inducción de diabetes de realiza al día t=(-3). La inducción de diabetes y el xenotrasplante de islotes fueron realizadas solamente en los grupos correspondientes. En el eje de las abcisas se grafica la cetonemia. Las líneas en verde indican los límites del rango experimentalmente determinado como normal. (*=p<0,05).

La diuresis aumentó desde el inicio de la diabetes (Figura 22). Las muestras de

orina se tomaron colocando las ratas en jaulas metabólicas. Esta técnica fue satisfactoria

para la toma de muestras pero se observó un importante deterioro físico de los animales

provocado por el stress y por tal motivo se decidió no repetir la toma de muestras de orina

luego del día 45. Tanto los valores de diuresis como los de albuminuria (expresada como

relación entre albúmina y creatinina urinaria) presentaron un constante crecimiento sin

diferencias entre ambos grupos (Figura 22). Al día 24 post implante de islotes (27 días con

hiperglucemias intensas) tres animales en el grupo diabéticos y dos en los trasplantados presentaron microalbuminuria (>30 mg/g). A los 40 días post implante, todos los animales

tenían microalbuminuria. A lo largo del experimento ningún animal presentó

macroproteinuria (>30 mg/g) (Figura 23).

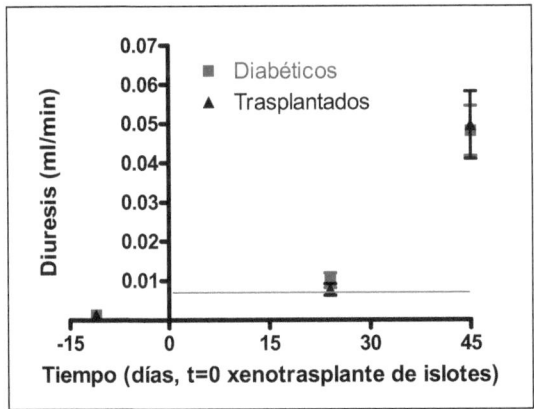

Figura 22: Evolución de la diuresis de los animales diabéticos y trasplantados. En el eje de las ordenadas se grafica el tiempo en días. Se considera día cero (t=0) al día en que se realiza el implante de los islotes porcinos en las ratas. La inducción de diabetes de realiza al día t=(-3). La inducción de diabetes y el xenotrasplante de islotes fueron realizadas solamente en los grupos correspondientes. En el eje de las abcisas se grafica la diuresis. La línea verde indica el límite superior del rango experimentalmente determinado como normal.

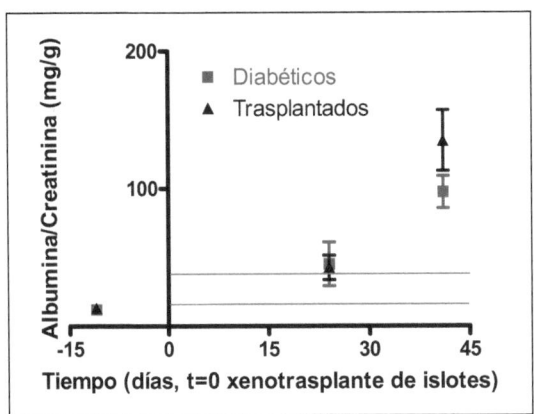

Figura 23: Determinación de la albuminuria como la relación albúmina/creatinina de los animales diabéticos y trasplantados. En el eje de las ordenadas se grafica el tiempo en días. Se considera día cero (t=0) al día en que se realiza el implante de los islotes porcinos en las ratas. La inducción de

- 53 -

diabetes de realiza al día t=(-3). La inducción de diabetes y el xenotrasplante de islotes fueron realizadas solamente en los grupos correspondientes. En el eje de las abcisas se grafica el cociente entre albumina y creatinina. Las líneas en verde indican los límites del rango experimentalmente determinado como normal.

Como indicador de daño renal, además de la medición de albuminuria se determinó el grado de hipertrofia renal al día 90 postrasplante. Luego del sacrificio se midió el peso renal normalizado (cociente entre el peso de los riñones y el peso corporal). Los animales control sanos provenientes de la misma cohorte tenían menor masa renal relativa que los otros dos grupos experimentales (p<0,05 vs. trasplantados y p<0,01 vs. diabéticos, ANOVA y Nuwman-Keuls *a posteriori*). Al comparar el grupo trasplantado con el diabético se observó un menor índice de hipertrofia en el primero. (p<0,05) (Figura 24).

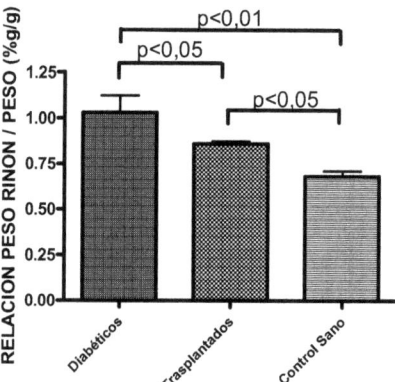

Figura 24: **Peso renal normalizado de los animales diabéticos trasplantados y control sano de la misma cohorte (peso de los riñones *100 / peso corporal).** En el eje de las abscisas se grafica el peso renal normalizado al momento del sacrificio cuando se realizó la nefrectomía. Estadísticamente se analizó utilizando ANOVA con Newman-Keuls *a posteriori*.

La proteinuria es un signo característico del daño en los glomerulos y en menor medida en los tubulos. Para estudiar a nivel molecular la afección renal de estas estructuras utilizamos un protocolo de aislamiento que por sucesivos tamizados nos permitió obtener glomérulos de pureza adecuada (Figura 25). Estas muestras resultaban insuficientes para realizar la puesta a punto de las diferentes técnicas (RT-qPCR y WesternBlot). Por tal motivo se decidió realizar la estandarización de las herramientas moleculares con corteza de los animales del primer experimento, reservando las muestras de glomérulos para trabajos posteriores.

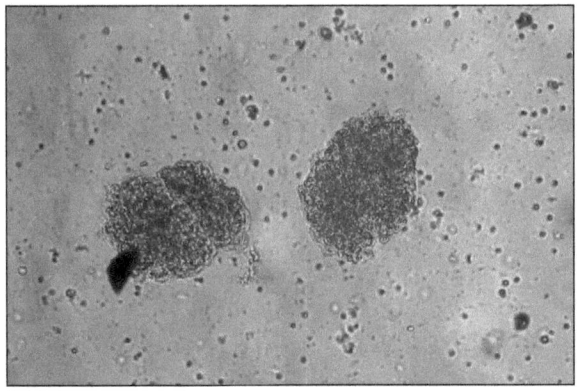

Figura 25: Observación al microscopio óptico de los glomérulos aislados. Los glomérulos se aislaron por sucesivos tamizados de la corteza renal. A partir de estos se obtendrán ARNm y proteínas para realizar un análisis de la expresión de los genes ya mencionados por RT-qPCR y WesternBlot. El tamaño de los glomérulos es de alrededor de 200um.

Desarrollo de las herramientas moleculares para el estudio del daño renal

En esta sección del trabajo nos propusimos avanzar en la puesta a punto de técnicas moleculares para estudiar el nivel de expresión de genes de interés en el daño renal causado por la hiperglucemia. Nuestro principal blanco fue la vía de señalización de Wnt.

Lin y colaboradores (2006) observaron que esta vía se encuentra afectada en células mesangiales cultivadas en concentraciones elevadas de glucosa. En particular, el trabajo define el rol de la sobreexpresión de Wnt4 y Wnt5a (ambos componentes de la vía

no canónica) en la inhibición de la apoptosis celular (Lin, Wang et al. 2006).

Diseñamos cebadores específicos para estos genes utilizando secuencias de ARNm

de _Rattus norvegicus_. Para evaluarlos, realizamos PCRs a punto final utilizando muestras de

corteza. Las variables analizadas fueron la concentración de magnesio y de cebadores. Este

experimento se llevó a cabo por duplicado, en las Figura 26 y Figura 27 se muestra un gel

representativo para cada gen. En todos los casos se observó una única banda como

producto de amplificación del peso molecular esperado. Las condiciones óptimas para

wnt5a correspondieron a 2mM de Mg^{2+} y 100nM de cebadores, mientras que en el caso de

wnt4 fueron 1,5mM de Mg^{2+} y 200nM de cebadores. El resultado de estas RT-PCRs a punto

final nos servirá de manera orientativa para la estandarización de la reacción de PCR en

tiempo real.

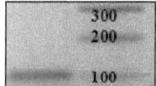

Figura 26: Fotografía de la corrida en gel de agarosa de los productos de PCR utilizando los cebadores de _wnt4_. El volumen final de la reacción fue en todos los casos de 20ul y las variables evaluadas fueron la concentración de Mg^{2+} y de cebadores. En el Panel A se muestran los productos de amplificación obtenidos a partir de una mezcla de cADNs obtenidos de corteza de riñón de cinco ratas control. En el Panel B los controles negativos sin templado. Calle 1: Mg=2mM/Cebadores=200nM; Calle 2: Mg=1,5mM /Cebadores=100 nM ; Calle 3: Mg= 2 mM/Cebadores=100nM; Calle 4: Mg=1,5mM/Cebadores= 200nM.

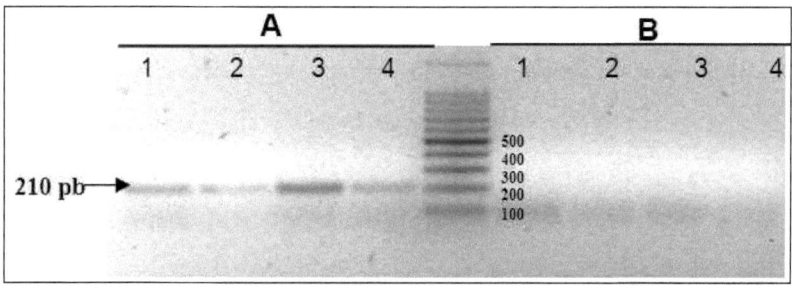

Figura 27: Fotografía de la corrida en gel de agarosa de los productos de PCR utilizando los cebadores de _wnt5a_. El volumen final de la reacción fue en todos los casos de 20 ul y las variables

evaluadas fueron la concentración de Mg2+ y de cebadores. En el Panel A se muestran los productos de amplificación obtenidos a partir de una mezcla de cADNs obtenidos de corteza de riñón de cinco ratas control. En el Panel B los controles negativos sin templado. Calle 1: Mg=2mM/Cebadores=200nM; Calle 2: Mg=1,5mM /Cebadores=100 nM; Calle 3: Mg= 2 mM/Cebadores=100nM; Calle 4: Mg=1,5mM/Cebadores= 200nM.

Para evaluar el componente **canónico** de la señal de Wnt, nos propusimos estudiar la expresión de dos genes controlados por esta vía de señalización: Cx43 y CycD1. Para ello, contábamos con cebadores específicos de estos genes y de GAPDH para los cuales se conocían las condiciones óptimas de amplificación por PCR. En esta etapa realizamos las curvas estándar de amplificación por qPCR y evaluamos el rango de linealidad y la eficiencia de las distintas reacciones.

En el primer paso de estandarización de la PCR en tiempo real se evaluaron dos mezclas de reacción. Utilizando la mezcla 1 (Mix de PCR + SybrGreen + Rox) y luego de realizadas las reacciones de amplificación se obtuvieron las curvas de disociación y se corrieron los productos en gel de agarosa. A partir de estos resultados observamos una baja reproducibilidad y especificidad. Nuestra hipótesis es que esto se debe a la variabilidad introducida en la preparación de la mezcla. Por otro lado al utilizar Sybr Green I originalmente desarrollado para la tinción de geles se ha observado que en ciertas concentraciones pueden inhibir la reacción de PCR.

Utilizando la mezcla comercial (mezcla 2) se realizaron las curvas estándar para los GAPDH, cx43, wnt4 y cycd1, con primers específicos para cada gen que ya habían sido diseñados previamente en el laboratorio. Realizando las reacciones por triplicado, encontramos valores similares de Ct y Tm para las réplicas de una misma muestra, con lo cual quedó aseverada la reproducibilidad de la técnica en las condiciones utilizadas.

Se realizaron las curvas estándar utilizando la mezcla 2 en las condiciones ya mencionadas. El producto específico obtenido a partir de reacciones de RT-PCR a punto final para cada uno de los genes fue sembrado en gel de agarosa y purificado con el kit QIAquick Gel Extraction Kit (QUIAGEN®). El eluído fue cuantificado y con este dato sumado al peso molecular de cada fragmento se ajustó el número de moléculas a $10^7/\mu l$. A partir de estas soluciones se realizaron diluciones seriadas en agua al décimo hasta $10^4/\mu l$.

Para corroborar que solamente se estaba amplificando la banda de interés se realizó una corrida electroforética en gel de agarosa del los productos de PCR. En estas se pudo observar que en todos los casos habia una única banda del peso molecular esperado. Asimismo en la Figura 28 se puede observar que la temperatura de '*melting*' para los productos de amplificación de GAPDH presenta un pico único de fluorescencia a los 84°C ausente en el control negativo.

Luego de realizada la reacción de qPCR, con una cantidad conocida de copias del templado, se evaluaron las curvas de disociación y de amplificación del templado para cada muestra. Una vez corridas las reacciones se obtuvieron los valores de Ct con los que se confeccionaron los gráficos en función del factor de dilución. Los datos fueron aproximados mediante una regresión lineal (Figura 31 y Figura 32).

Las curvas de amplificación presentadas por cada uno de los templados describieron la forma sigmoidea característica (Figura 30). A partir de las mismas se definió la línea de base y el valor de fluorescencia umbral para obtener los valores de Ct. Estos valores corresponden al número de ciclo en el cual cada curva de fluorescencia cruza el valor umbral definido. Se graficaron los valores de Ct en función del logaritmo del numero de copias de templado (Figura 31 y Figura 32). En el caso de GAPDH la regresión lineal presentó una pendiente de (p) de -3,1395 con un $R^2=0,9884$ (Figura 31). Se calculó el porcentaje de eficiencia (E) a partir de la Ecuación 1 y arrojó un resultado del 104% de eficiencia.

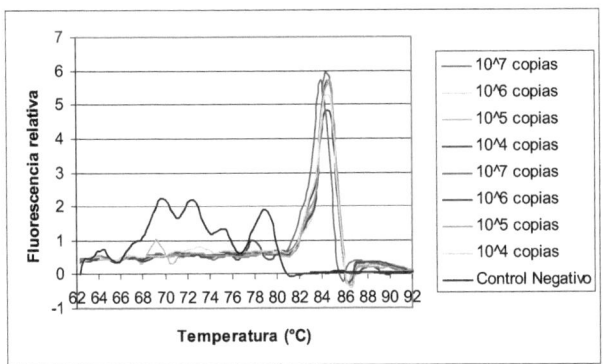

Figura 28: Realización de la curva estándar. Curva de disociación de los productos de la qPCR para GAPDH realizada con corteza de animales sanos. En el eje de las ordenadas se grafica la temperatura. En el eje de las abcisas se grafica la fluorescencia relativa. Las curvas representan a diferente numero de copias del fragmento de ADN.

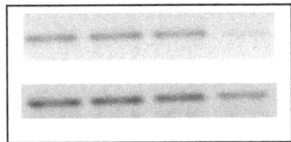

Figura 29: Gel de agarosa de los productos de la qPCR de GAPDH con corteza de animales sanos. De izq. a der.: Arriba: 10^5, 10^5, 10^4 y 10^4. Abajo: 10^7, 10^7, 10^6 y 10^6 copias, respectivamente. La banda observada corresponde a 600bp aproximadamente.

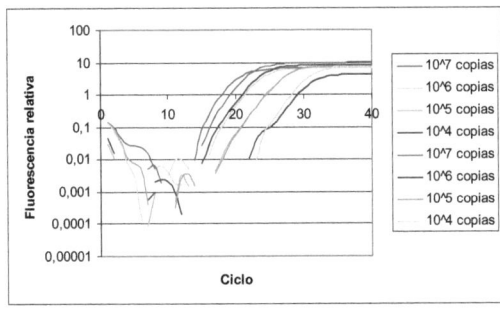

Figura 30: Realización de la curva Standard. Curva de amplificación de los productos de la qPCR realizada para GAPDH.

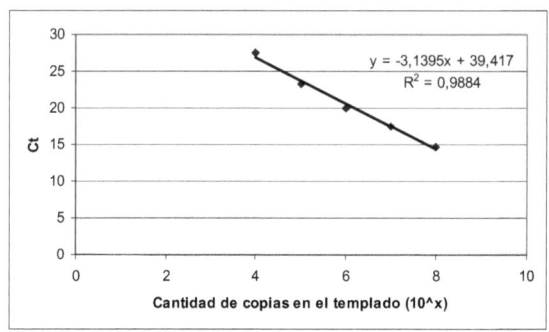

Figura 31: Relación entre el Ct y la cantidad de copias del templado de GAPDH. A partir de la pendiente de esta recta se calculó el porcentaje de eficiencia.

Se realizó el mismo protocolo experimental para las curvas estándar de *cx43*, *cycD1* y *Wnt4*. Para estos genes solamente se presenta la gráfica de los Ct en función de la cantidad de copias (Figura 32). Los valores de eficiencia calculados fueron cercanos al 100% para los tres genes (Tabla 4).

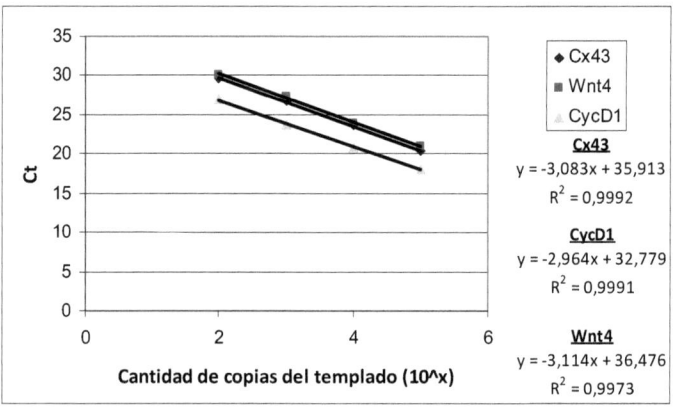

Figura 32: Relación entre el Ct y la cantidad de copias del templado de *cx43*, *Wnt4* y *cycD1*. . A partir de la pendiente de estas rectas se calculó el porcentaje de eficiencia.

Gen	Pendiente	R^2	Eficiencia

- 60 -

CycD1	-2,97	0,99	108%
GAPDH	-3,13	0,98	104%
Cx43	-3,08	0,99	106%
Wnt4	-3,11	0,99	105%

Tabla 4: Determinación de la eficiencia de la PCR en tiempo real. La pendiente fue calculada a partir de las regresiones lineales de las Figura 31 y Figura 32. La eficiencia se obtuvo a partir de la Ecuación 2.

Se utilizaron las muestras de corteza del primer experimento para probar con muestras de ADNc las condiciones de qPCR ya seteadas. Para ellos se utilizaron los cebadores de Wnt4 y GAPDH como control de carga. Luego de realizada la reacción de qPCR se analizaron las curvas de disociación tanto de wnt4 como de GAPDH. Se obtuvieron picos únicos de disociación en las muestras de diabéticos y controles (sanos) para ambos genes (Figura 33). Los valores de Ct obtenidos se encontraron dentro del rango de linealidad de en las respectivas curvas estándar.

A partir del análisis de las curvas de amplificación de estos animales, se obtuvieron los valores de expresión relativa en corteza. Los mismos representan el nivel de expresión de wnt4 normalizado por el de GAPDH. No se encontraron diferencias significativas en la expresión de wnt4 (Figura 34). Desde el punto de vista técnico las condiciones evaluadas fueron óptimas para poder repetir este protocolo analizando las muestras de glomérulos renales.

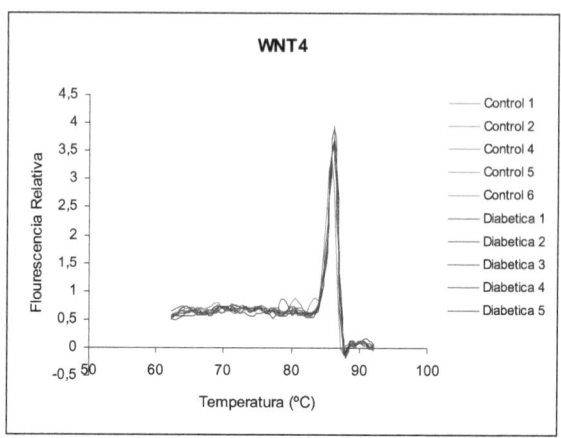

Figura 33: Curva de disociación de los productos de la qPCR realizada para *wnt4*. Las muestras utilizadas como templado provienen de la corteza renal de animales diabéticos y control (sanos).

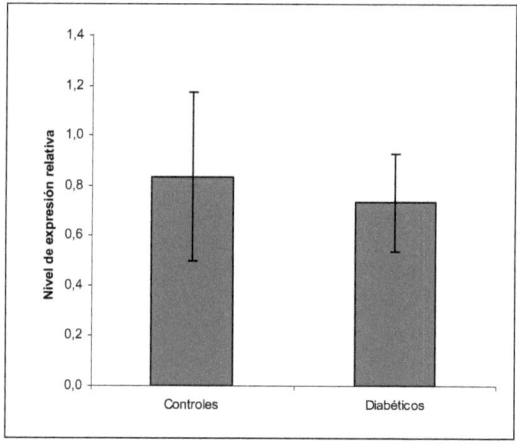

Figura 34: Cuantificación de *wnt4* mediante qPCR en cDNA de corteza renal. En la figura se muestra el resultado de la cuantificación relativa de fluorescencia. Los mismos se presentan como el cociente entre *wnt4* y *GAPDH* y corresponden al valor promedio relativizado ± desvío estándar.

Determinación semicuantitativa de la abundancia proteica de Cx43

Se evaluó la técnica de WesternBlot en la determinación semicuantitativa de la

abundancia proteica de Cx43. Para ello se utilizaron las muestras de corteza renal del primer

experimento (animales sanos y diabéticos). Las condiciones ensayadas (cantidad de

proteína sembrada, concentración de anticuerpos, tiempos de incubacion, etc.) permitieron

la inmunodetección de Cx43 y tubulina en todas las calles (Figura 35). Se realizó un análisis

densitométrico donde los datos son presentados en unidades arbitrarias como el cociente

entre la expresión de Cx43 y tubulina. La expresión de Cx43 relativizada a tubulina arrojó los

resultados que se muestran en la Figura 36. Se puede observar que en los diabéticos hay

una expresión disminuida de Cx43, presentando una diferencia significativa con los

controles sanos ($p < 0,05$, t-student).

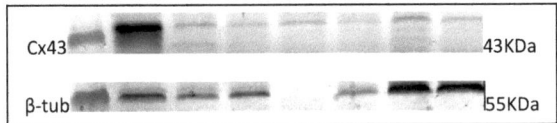

Figura 35: Fotografía de la membrana de Western Blot de Cx43 y β-tubulina de muestras de corteza renal de animales diabéticos y control sano. De izq. a der.: Marcador de peso molecular, tres muestras de diabéticos, dos muestras control y otras dos muestras de diabéticos. Arriba: Cx43, Abajo: β-tubulina.

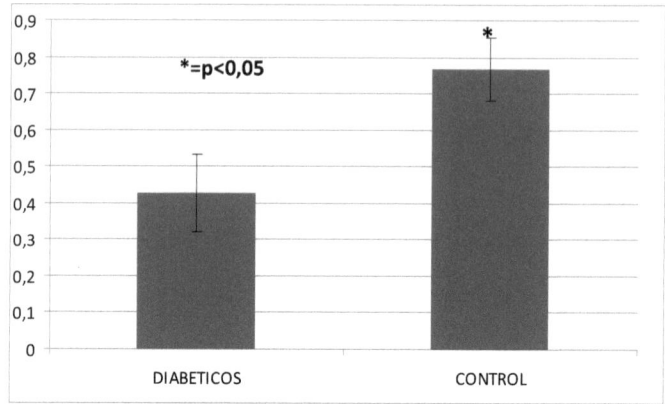

Figura 36: Cuantificación relativa de la Cx43 mediante Western Blot en corteza renal en animales diabeticos y control (sanos). En la figura se muestra el resultado del análisis densitométrico de la expresión relativa de Cx43. En el eje de las abcisas se grafica el cociente entre Cx43 y tubulina; y corresponden al valor promedio relativizado ± desvío estándar.

DISCUSION

El modelo de diabetes por STZ

Los análogos tóxicos de glucosa, alloxan y estreptozotocina (STZ), son los productos químicos más utilizados en investigación para inducir diabetes (Lenzen 2008). La inyección intravenosa, subcutanea o intraperitoneal de STZ (40-60 mg/kg) en ratas Wistar adultas, produce la degeneración de las células β lográndose una diabetes mellitus experimental dentro de los 2 a 4 días posteriores (Katsumata, Katsumata et al. 1992; Akbarzadeh, Norouzian et al. 2007). En nuestro trabajo utilizando una única dosis intraperitoneal de 60 mg/kg STZ logramos una hiperglucemia persistente la cual comenzó antes del segundo día después de la aplicación de STZ, con la posterior aparición de los signos característicos de la diabetes (aumento de la hemoglobina glicosilada, cetonemia, microalbuminuria y disminución del peso) (Braunwald 2005).

En este primer paso logramos reproducir el modelo de diabetes tipo I en ratas Wistar.

Patrón metabólico de ratas control, diabéticas y trasplantadas

La unión entre la hemoglobina y la glucosa es irreversible y aumenta proporcionalmente con la glucemia. La vida media de la hemoglobina es de alrededor de tres meses, por esta razón la medición de HbA1c se utiliza como método de evaluación de la glucemia de este período (West 1991). Los organismos con de HbA1c de 6,5% o mayor se consideran diabéticos (Herman and Fajans 2010). En nuestros experimentos, esto ocurrió entre los 20 y 30 días posteriores a la inducción de la enfermedad. Esto era lo esperado de acuerdo al aumento abrupto de glucemia (Figura 12 y Figura 20).

La cetonemia es la concentración de cuerpos cetónicos en sangre. En condiciones normales la síntesis y degradación de los cuerpos cetónicos ocurre a la misma velocidad por lo que no suelen acumularse en la sangre. En los pacientes diabéticos los hepatocitos generan cuerpos cetónicos como consecuencia de la utilización de ácidos grados para la obtención de energía. En nuestro caso la cetonemia fue normal antes de la inducción de diabetes, tras la cual hubo un aumento importante en los valores. Este aumento es consecuencia de la falta de insulina endógena, lo que activa el metabolismo de ácidos grados. Los animales diabéticos mantuvieron su cetonemia por encima de los valores normales durante toda la experiencia. Luego del trasplante de islotes los trasplatados disminuyeron la cetonemia. Los días 28, 38, 43 y 46 los animales trasplantados mostraron cetonemias mas bajas que los diabéticos. Esto pudo deberse a que los islotes generaron una cantidad de insulina suficiente para minimizar el metabolismo de ácidos grasos para la obtención de energía.

Otra de las manifestaciones más frecuentes de la diabetes es el aumento de la diuresis (poliuria), la cual es consecuencia del aumento de la osmolaridad urinaria al superar la concentración de glucosa el umbral renal y por consiguiente saturar el transporte tubular (Braunwald, 2005). En nuestros experimentos las ratas diabéticas y trasplantadas presentaron un aumento de la diuresis desde el comienzo de la enfermedad aunque no se encontraron diferencias significativas en la diuresis entre los animales de ambos grupos.

Los pacientes con diabetes tipo 1 presentan pérdida de peso (Eisenbarth 2004; Akbarzadeh, Norouzian et al. 2007). La insulina estimula el crecimiento, la replicación celular y la síntesis de ADN. En condiciones normales la glucosa es la principal fuente de energía. La falta de insulina disminuye la biodisponibilidad de la glucosa; por esta razón el organismo recurre a otras fuentes de energía (ácidos grasos y proteínas), trayendo como consecuencia la pérdida de masa corporal y el aumento de la cetonemia.

En la primera experiencia utilizamos animales adultos que presentaron un marcado descenso de peso a partir de la inducción de la diabetes. En la segunda experiencia los animales se encontraban aun en desarrollo, por lo tanto en este caso se evaluó la tasa de crecimiento. Tanto diabéticos como trasplantados, presentaron un punto de inflexión en su curva de crecimiento y comenzaron a perder peso tras la administración de STZ. Estos animales demoraron alrededor de 30 días en recuperar el peso que tenían previo a la administración de STZ. A pesar de la pérdida de peso, los animales trasplantados crecieron a una tasa mayor que los diabéticos. Mas allá de estas diferencias entre ambos grupos de animales con diabetes inducida (diabéticos y trasplantados) el peso alcanzado al final del experimento fue significativamente menor que el peso final de los animales del grupo control sano. Similares resultados fueron obtenidos por Akbarzadeh y colaboradores (2007), quienes observaron en ratas juveniles una disminución de la tasa de crecimiento, sin disminución del peso corporal (Akbarzadeh, Norouzian et al. 2007).

Con el objetivo de disminuir los efectos de la hiperglucemia extrema se suministró diariamente insulina intraperitoneal a los animales diabéticos y trasplantados. La dosis fue determinada de manera tal que fuera lo suficientemente baja como para no normalizar la glucemia pero suficiente para evitar la mortalidad de los animales. Con este protocolo se buscó tener animales con glucemia alta pero disminuyendo el riesgo de muerte para poder observar la evolución de la patología a largo plazo (alrededor de 90 días).

De Vos y colaboradores (1996) ha logrado restituir los valores de glucemia normales durante 7 a 16 semanas en ratas diabéticas por STZ mediante el trasplante intraperitoneal de islotes microencapsulados. Esta normalización de la glucemia estuvo acompañada de una ganancia del peso corporal y una disminución de la diuresis (De Vos, De Haan et al. 1996; de Vos, Hamel et al. 2002). Además, mediante la diferenciación de 'stem cells' pancreáticas a islotes de Langerhans, Ramiya y colaboradores (2000) lograron revertir la diabetes insulinodependiente en ratones NOD (del inglés 'non obese diabetics'), utilizando tanto islotes encapsulados como desnudos (Ramiya, Maraist et al. 2000). En nuestra experiencia se observó que por medio del trasplante de 10.000 islotes encapsulados/kg logramos disminuir la glucemia significativamente (p<0,05, test de Mann-Withney). A pesar de ello no se logró restituir los valores normales de glucemia. Durante los primeros 40 días, los animales trasplantados presentaron una glucemia significativamente menor que los diabéticos (p<0,01, test de Mann-Withney). Estas diferencias no se observaron entre los días 40 y 75 posteriores al xenotrasplante en donde los grupos no presentan diferencia significativa en los valores de glucemia (Figura 16 y Figura 17). Según de Vos y colaboradores (2002) la falla de los trasplantes de islotes microencapsulados usualmente es consecuencia de la combinación entre una glucemia demasiado alta con una cantidad insuficiente de islotes trasplantados (de Vos, Hamel et al. 2002). En nuestra experiencia las hiperglucemias excesivas durante los primeros cuarenta días provocaron una sobreexigencia de los islotes trasplantados con agotamiento de los mismos. Por este motivo, a partir de los 45 días no encontramos diferencias entre los grupos.

En un trabajo reciente de Pepper y colaboradores se muestra que tanto las ratas como ratones son resistentes a las insulinas porcina y humana (Pepper, Gall et al. 2009). En el mismo se observa que con dosis altas de insulina porcina y humana no se logra reestablecer la glucemia normal, aunque se logra una importante disminución. Es posible que otro factor que conllevo a que no hayamos alcanzado el control de la glucemia de los animales trasplantados fuera en parte debido a la ineficacia de la insulina porcina en ratas.

Algunos trabajos describen la presencia de anticuerpos y citoquinas sintetizadas por el sistema inmune contra los islotes xenotrasplantados. Algunas inmunoglobulinas y citoquinas producidas durante el proceso de rechazo, como por ejemplo IL-1β, pueden atravesar la pared de la cápsula, perjudicando a los islotes (Kulseng, Thu et al. 1997). El rechazo, mediado por anticuerpos y citoquinas, también puede haber afectado negativamente a los islotes que implantamos, provocando la disminución progresiva de su actividad.

Teniendo en cuenta los resultados anteriormente discutidos evaluaremos la posibilidad de utilizar como receptor de los trasplantes especies que no sean murinos (Ej. caninos) en los cuales no se haya descripto insensibilidad a la insulina (Pepper, Gall et al. 2009). Considerando el tiempo de vida media de actividad de los islotes pancreáticos en las condiciones experimentales utilizadas, luego del trasplante se mantendrá una hiperglucemia de 300 mg/dl aproximadamente para evitar el agotamiento de los islotes implantados.

Uno de los primeros signos clínicos de la lesión renal es la aparición de microalbuminuria (ADA 2004). La relación albúmina/creatinina en orina es el indicador más preciso y fiable para su detección (Trillo 2007). Nuestros resultados muestran que los animales diabéticos comenzaron a presentar microalbuminuria tras 40 días aproximadamente desde la inducción de diabetes. Considerando los valores de albuminuria medidos, tanto los animales diabéticos como los trasplantados presentaron esta signología de daño renal (Figura 23). Además ambos grupos diabéticos mostraron un mayor índice de hipertrofia que los animales sanos ($p < 0.05$, Vs. trasplantados y $p < 0.01$ Vs. Diabéticos, ANOVA y Newman-Keuls *a posteriori*). A su vez entre ambos grupos se encontró que el peso renal normalizado de los diabéticos es mayor a la de los trasplantados ($p < 0.05$), lo que muestra un mayor grado de hipertrofia renal. La hipertrofia renal está directamente relacionada con el nivel de hiperglucemia que induce hipertrofia a nivel glomerular (Keen and Viberti 1981; Lemley, Abdullah et al. 2000). Tanto la albuminuria como la hipertrofia observadas son marcadores de la lesión renal de los animales diabéticos (trasplantados y no trasplantados). El trasplante de islotes tuvo un efecto positivo sobre la hipertrofia, la cual fue menor a la observada en los animales diabéticos (Figura 22). Estas diferencias no llegan a observarse en la albuminuria (Figura 23).

Técnicas de biología molecular para el estudio del daño renal

Varios estudios han revelado un papel crítico de las proteínas de la familia Wnt en el desarrollo de riñón, observándose una importante expresión tejido específica durante la diferenciación del mismo. Asimismo existen algunos estudios que relacionan la nefropatía con cambios en la cascada de señalización mediada por proteínas Wnt (Pulkkinen, Murugan et al. 2008). Algunos trabajos mencionan que la inducción de apoptosis es dependiente de la expresión de proteínas Wnt en células mesangiales producto de la hiperglucemia (Mishra, Emancipator et al. 2005; Khera, Martin et al. 2006). Sin embargo, el papel biológico de la vía de señalización Wnt/β-catenina en la apoptosis de las células mesangiales no está bien definido. Ha sido demostrado que Wnt4 puede minimizar la apoptosis en cultivos de células mesangiales sometidas a una alta concentración de glucosa (Lin, Wang et al. 2006). Nuestros resultados indican que no existe diferencia en la concentración del mensajero (ARNm) de wnt4 en corteza renal entre animales diabéticos y control (sano) (Figura 34). Considerando los trabajos previos mencionados que hacen referencia al efecto de la glucemia sobre la vía de señalización de Wnt en células mesangiales glomerulaes, es esperable que las diferencias que no se observaron en la corteza, se encuentren al estudiar la expresión en los glomérulos renales (Mishra, Emancipator et al. 2005; Khera, Martin et al. 2006; Lin, Wang et al. 2006). Los glomérulos aislados son muestras demasiado pequeñas como para hacer la puesta a punto de las diferentes condiciones para las reacciones de PCR. Por tal motivo se decidió realizar la puesta a punto con las cortezas enteras y se guardaron las muestras de glomérulos para analizarlas una vez que la técnica se encuentre puesta a punto. Los glomérulos de los animales de estas experiencias se encuentran conservados para ser analizados en el futuro próximo.

Existe evidencia que cultivos de células mesangiales expuestas a alta concentración de glucosa detienen el ciclo celular y aumentan la expresión de proteínas asociadas a la senescencia (p21 y p27) (Wolf 2000; Wolf, Reinking et al. 2003; Ben-Porath and Weinberg 2004). Estudios previos mostraron que en condiciones de hiperglucemia, disminuyen la comunicación intracelular y la expresión de Cx43, en células mesangiales entre otras (Fernandes, Girao et al. 2004; Zhang, Chen et al. 2006). En las células mesangiales además se induce senecencia, la cual esta directamente relacionada con el daño a nivel renal causado por hiperglucemia (Zhang, Chen et al. 2006). Nuestros resultados muestran que los animales diabéticos expuestos a 40 días de hiperglucemia sostenida, tienen una expresión a nivel proteico de Cx43 en corteza renal menor que los animales sanos (p<0,05) (Figura 36). Considerando las mencionadas publicaciones, es posible que las diferencias de expresión estén dadas solamente en los glomérulos, por tal motivo esta puesta a punto de la técnica nos permitirá en el futuro próximo analizar las muestras de glomérulo que tenemos conservadas (Fernandes, Girao et al. 2004; Zhang, Chen et al. 2006). En este momento nos encontramos abocados a analizar las muestras de corteza y glomérulos de los animales sanos, diabéticos y los trasplantados a nivel proteínas y ARNm de los diferentes genes.

ABREVIATURAS

Abs	Absorbancia
ADA	Asociación norteamericana de diabetes (del ingles 'American Diabetes Association')
ADN	Ácido desoxirribonucleico
ADNc	ADN copia, obtenido por retrotranscripción del ARNm
ARN	Ácido ribonucleico
ARNm	ARN mensajero
BSA	Seroalbumina bovina (del inglés 'Bovine Serum Albumin')
BCIP	5-Bromo-4-chloro-3-indolyl phosphate
Cx43	Conexina 43
CycD1	Ciclina D1
dNTP	Desoxirribonucleótidos trifosfato
EGTA	ethylene glycol tetraacetic acid
HbA1c	Porcentaje de hemoglobina glicosilada
IBMX	3-isobutyl-1-methylxanthine
KRH	Solución Krebs Ringer Hepes
NOD	Diabéticos no obesos (del inglés 'Non obese diabetics')
OMS	Organización Mundial de la Salud

PAGE	Electroforesis en gel de poliacrilamida (del inglés 'Polyacrylamide gel electrophoresis')
PCR	Reacción en cadena de la polimerasa (del inglés 'Polymerase chain reaction')
PMSF	Fluoruro de fenilmetilsulfonilo
PVDF	Polyvinylidene fluoride
qPCR	PCR en tiempo real o cuantitativa
RPMI	Medio Roswell Park Memorial Institute
SDS	Dodecilsulfato sódico
STZ	Estreptozotocina
TEMED	Tetramethylethylenediamine

REFERENCIAS

Abalovich, A. G., M. C. Bacque, et al. (2009). "Pig pancreatic islet transplantation into spontaneously diabetic dogs." Transplant Proc 41(1): 328-330.

ADA (2004). "Nephropathy in Diabetes " Diabetes Care 27(1): 5.

Ai, Z., A. Fischer, et al. (2000). "Wnt-1 regulation of connexin43 in cardiac myocytes." J Clin Invest 105(2): 161-171.

Akbarzadeh, A., D. Norouzian, et al. (2007). "Induction of diabetes by streptozotocin in rats." Indian Journal of Clinical Biochemistry, 22(2): 60-64.

Alexander, D. B. and G. S. Goldberg (2003). "Transfer of biologically important molecules between cells through gap junction channels." Curr Med Chem 10(19): 2045-2058.

Ben-Porath, I. and R. A. Weinberg (2004). "When cells get stressed: an integrative view of cellular senescence." J Clin Invest 113(1): 8-13.

Bradford, M. M. (1976). "A rapid and sensitive method for the quantitation of microgram quantities of protein utilizing the principle of protein-dye binding." Anal Biochem 72: 248-254.

Braunwald, E. (2005). Harrison: Principios De Medicina Interna Mcgraw-Hill / Interamericana Mex.

Buchman, A. L. (2001). "Side effects of corticosteroid therapy." J Clin Gastroenterol 33(4): 289-294.

Calafiore, R., G. Basta, et al. (2006). "Microencapsulated pancreatic islet allografts into nonimmunosuppressed patients with type 1 diabetes: first two cases." Diabetes Care 29(1): 137-138.

Carroll, T. J., J. S. Park, et al. (2005). "Wnt9b plays a central role in the regulation of mesenchymal to epithelial transitions underlying organogenesis of the mammalian urogenital system." Dev Cell 9(2): 283-292.

Clore, J. N. and L. Thurby-Hay (2009). "Glucocorticoid-induced hyperglycemia." Endocr Pract 15(5): 469-474.

Correa-Giannella, M. L. and A. S. Raposo do Amaral (2009). "Pancreatic islet transplantation." Diabetol Metab Syndr 1(1): 9.

De Vos, P., B. De Haan, et al. (1996). "Association between capsule diameter, adequacy of encapsulation, and survival of microencapsulated rat islet allografts." Transplantation 62(7): 893-899.

de Vos, P., A. F. Hamel, et al. (2002). "Considerations for successful transplantation of encapsulated pancreatic islets." Diabetologia 45(2): 159-173.

DeCarolis, N. A., K. A. Wharton, Jr., et al. (2008). "Which way does the Wnt blow? Exploring the duality of canonical Wnt signaling on cellular aging." Bioessays 30(2): 102-106.

Eisenbarth, G. (2004). Immunology of type 1 diabetes.

Eventov-Friedman, S., D. Tchorsh, et al. (2006). "Embryonic pig pancreatic tissue transplantation for the treatment of diabetes." PLoS Med 3(7): e215.

Fernandes, R., H. Girao, et al. (2004). "High glucose down-regulates intercellular communication in retinal endothelial cells by enhancing degradation of connexin 43 by a proteasome-dependent mechanism." J Biol Chem 279(26): 27219-27224.

Fuerer, C., R. Nusse, et al. (2008). "Wnt signalling in development and disease. Max Delbruck Center for Molecular Medicine meeting on Wnt signaling in Development and Disease." EMBO Rep 9(2): 134-138.

Goodenough, D. A., J. A. Goliger, et al. (1996). "Connexins, connexons, and intercellular communication." Annu Rev Biochem 65: 475-502.

Gordon, M. D. and R. Nusse (2006). "Wnt signaling: multiple pathways, multiple receptors, and multiple transcription factors." J Biol Chem **281**(32): 22429-22433.

Guo, R., L. Liu, et al. (1998). "RT-PCR study of the distribution of connexin 43 mRNA in the glomerulus and renal tubular segments." Am J Physiol **275**(2 Pt 2): R439-447.

Harkness, J. E. and J. E. Wagner (1995). The Biology and Medicine of Rabbits and Rodents Williams & Wilkins.

Hering, B. J., M. Wijkstrom, et al. (2006). "Prolonged diabetes reversal after intraportal xenotransplantation of wild-type porcine islets in immunosuppressed nonhuman primates." Nat Med **12**(3): 301-303.

Herman, W. H. and S. S. Fajans (2010). "Hemoglobin A1c for the diagnosis of diabetes: practical considerations." Pol Arch Med Wewn **120**(1-2): 37-40.

Higuchi, R., C. Fockler, et al. (1993). "Kinetic PCR analysis: real-time monitoring of DNA amplification reactions." Biotechnology (N Y) **11**(9): 1026-1030.

Hills, C. E., R. Bland, et al. (2006). "Glucose-evoked alterations in connexin43-mediated cell-to-cell communication in human collecting duct: a possible role in diabetic nephropathy." Am J Physiol Renal Physiol **291**(5): F1045-1051.

Kalmar Nagy, K., J. Baumann, et al. (2004). "Simultaneous pancreas-kidney transplantation--an alternative option for the treatment of type 1 diabetes mellitus with renal failure." Orv Hetil **145**(24): 1259-1264.

Katsumata, K., K. Katsumata, Jr., et al. (1992). "Protective effect of diltiazem hydrochloride on the occurrence of alloxan- or streptozotocin-induced diabetes in rats." Horm Metab Res **24**(11): 508-510.

Keen, H. and G. C. Viberti (1981). "Genesis and evolution of diabetic nephropathy." J Clin Pathol **34**(11): 1261-1266.

Khera, T., J. Martin, et al. (2006). "Glucose enhances mesangial cell apoptosis." Lab Invest **86**(6): 566-577.

Kispert, A., S. Vainio, et al. (1998). "Wnt-4 is a mesenchymal signal for epithelial transformation of metanephric mesenchyme in the developing kidney." Development **125**(21): 4225-4234.

Komiya, Y. and R. Habas (2008). "Wnt signal transduction pathways." Organogenesis **4**(2): 68-75.

Korbutt, G. S., L. Aspeslet, et al. (1996). "Porcine islet cell antigens are recognized by xenoreactive natural human antibodies of both IgG and IgM subtypes." Transplant Proc **28**(2): 837-838.

Kulseng, B., B. Thu, et al. (1997). "Alginate polylysine microcapsules as immune barrier: permeability of cytokines and immunoglobulins over the capsule membrane." Cell Transplant **6**(4): 387-394.

Kumar, N. M. and N. B. Gilula (1996). "The gap junction communication channel." Cell **84**(3): 381-388.

Laird, D. W. (2006). "Life cycle of connexins in health and disease." Biochem J **394**(Pt 3): 527-543.

Lemley, K. V., I. Abdullah, et al. (2000). "Evolution of incipient nephropathy in type 2 diabetes mellitus." Kidney Int **58**(3): 1228-1237.

Lenzen, S. (2008). "The mechanisms of alloxan- and streptozotocin-induced diabetes." Diabetologia **51**(2): 216-226.

Levi, M. K., BM; Stanton, BA (2006). Berne y Levi - Fisiologia, Elsevier Es.

Lin, C. L., J. Y. Wang, et al. (2006). "Wnt/beta-catenin signaling modulates survival of high glucose-stressed mesangial cells." J Am Soc Nephrol **17**(10): 2812-2820.

Lin, H., K. Ogawa, et al. (2006). "Alterations of connexin 43 in the diabetic rat heart." Adv Cardiol **42**: 243-254.

Lipshutz, G. S. and A. H. Wilkinson (2007). "Pancreas-kidney and pancreas transplantation for the treatment of diabetes mellitus." Endocrinol Metab Clin North Am **36**(4): 1015-1038; x.

Logan, C. Y. and R. Nusse (2004). "The Wnt signaling pathway in development and disease." Annu Rev Cell Dev Biol **20**: 781-810.

Meyer, T., B. Hocht, et al. (2008). "Xenogeneic islet transplantation of microencapsulated porcine islets for therapy of type I diabetes: long-term normoglycemia in STZ-diabetic rats without immunosuppression." Pediatr Surg Int **24**(12): 1375-1378.

Mishra, R., S. N. Emancipator, et al. (2005). "High glucose evokes an intrinsic proapoptotic signaling pathway in mesangial cells." Kidney Int **67**(1): 82-93.

Olson, D., J. Christian, et al. (1991). "Effect of wnt-1 and related proteins on gap junctional communication in Xenopus embryos." Science **252**(5009): 1173-1176.

OMS (2006) "Diabetes." **213**, 3.

Pepper, A. R., C. Gall, et al. (2009). "Diabetic rats and mice are resistant to porcine and human insulin: flawed experimental models for testing islet xenografts." Xenotransplantation **16**(6): 502-510.

Price, V. R., C. A. Reed, et al. (2002). "ATP depletion of tubular cells causes dissociation of the zonula adherens and nuclear translocation of beta-catenin and LEF-1." J Am Soc Nephrol **13**(5): 1152-1161.

Pulkkinen, K., S. Murugan, et al. (2008). "Wnt signaling in kidney development and disease." Organogenesis **4**(2): 55-59.

Ramiya, V. K., M. Maraist, et al. (2000). "Reversal of insulin-dependent diabetes using islets generated in vitro from pancreatic stem cells." Nat Med **6**(3): 278-282.

Rogers, S. A., F. Chen, et al. (2006). "Glucose tolerance normalization following transplantation of pig pancreatic primordia into non-immunosuppressed diabetic ZDF rats." Transpl Immunol **16**(3-4): 176-184.

Sawai, K., M. Mukoyama, et al. (2006). "Redistribution of connexin43 expression in glomerular podocytes predicts poor renal prognosis in patients with type 2 diabetes and overt nephropathy." Nephrol Dial Transplant **21**(9): 2472-2477.

Serup, P., O. D. Madsen, et al. (2001). "Islet and stem cell transplantation for treating diabetes." BMJ **322**(7277): 29-32.

Sharpe, C., N. Lawrence, et al. (2001). "Wnt signalling: a theme with nuclear variations." Bioessays **23**(4): 311-318.

Szkudelski, T. (2001). "The mechanism of alloxan and streptozotocin action in B cells of the rat pancreas." Physiol Res **50**(6): 537-546.

Terada, Y., H. Tanaka, et al. (2003). "Expression and function of the developmental gene Wnt-4 during experimental acute renal failure in rats." J Am Soc Nephrol **14**(5): 1223-1233.

Thadhani, R., M. Pascual, et al. (1996). "Acute renal failure." N Engl J Med **334**(22): 1448-1460.

Trillo, J. M. M. (2007). "Microalbuminuria: utilidad clínica y manejo en la diabetes mellitus tipo 2 " Formación Médica Continuada en Atención Primaria **14** (2): 162-166.

van Amerongen, R., A. Mikels, et al. (2008). "Alternative wnt signaling is initiated by distinct receptors." Sci Signal **1**(35): re9.

van der Heyden, M. A., M. B. Rook, et al. (1998). "Identification of connexin43 as a functional target for Wnt signalling." J Cell Sci **111** (Pt 12): 1741-1749.

West, J. B. (1991). Bases fisiológicas de la práctica médica, Williams & Wilkins.

Wolf, G. (2000). "Cell cycle regulation in diabetic nephropathy." Kidney Int Suppl **77**: S59-66.

Wolf, G., R. Reinking, et al. (2003). "Erk 1,2 phosphorylates p27(Kip1): Functional evidence for a role in high glucose-induced hypertrophy of mesangial cells." Diabetologia **46**(8): 1090-1099.

Zhang, X., X. Chen, et al. (2006). "Downregulation of connexin 43 expression by high glucose induces senescence in glomerular mesangial cells." J Am Soc Nephrol **17**(6): 1532-1542.

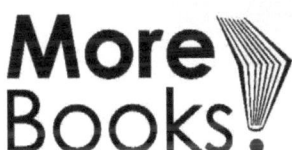
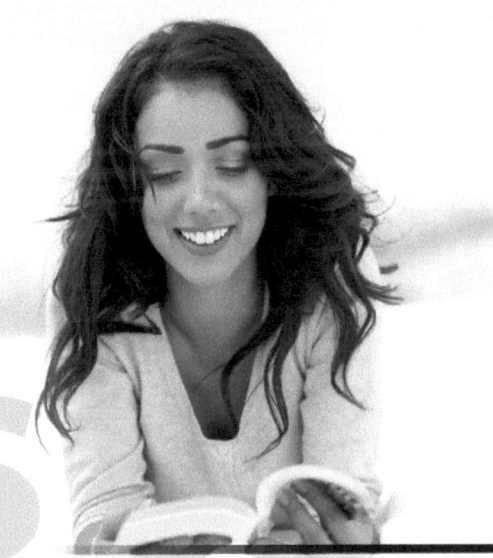 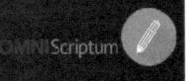

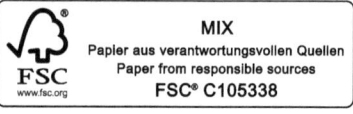

Printed by Books on Demand GmbH, Norderstedt / Germany